SOZIALE PHOBIE

Soziale Ängste überwinden

Wie Sie mit bewährten Methoden Ihre Schüchternheit und Ihre Furcht vor Menschen bewältigen und mehr Selbstvertrauen erlangen

Hanna Lewinsky
1. Auflage

1. Auflage

Bibliografische Information der Deutschen Nationalbibliothek

Die Deutsche Nationalbibliothek verzeichnet diese Publikation in der Deutschen Nationalbibliografie, detaillierte bibliografische Daten sind im Internet unter https://portal.dnb.de abrufbar.

Druck/Auslieferung: Amazon oder Tochtergesellschaft
Independently published

Inhaltsverzeichnis

EINFÜHRUNG

Wenn die Menschen von Schüchternheit bzw. sozialer Angst reden, meinen sie meistens dasselbe. Dabei sind dies eigentlich zwei verschiedene Dinge. Schüchternheit beinhaltet Gefühle des Unbehagens und der Unbeholfenheit, typischerweise wenn man neue Leute trifft. Sie kann eine dauerhafte Persönlichkeitseigenschaft sein oder in bestimmten Entwicklungsphasen auftreten. Sie tritt tendenziell bei Menschen mit geringem Selbstwertgefühl auf. Schüchterne Menschen können im Laufe der Zeit eine soziale Angststörung entwickeln, müssen es aber nicht.

Die soziale Angststörung oder soziale Phobie ist dagegen eine Form der psychischen Erkrankung. Sie ist sogar eine weit verbreitete Art der Angststörung in unserer Gesellschaft. Sie beinhaltet eine anhaltende Angst, von anderen kritisch beäugt zu werden oder Dinge zu tun, bei denen man sich vor anderen erniedrigen könnte. Die soziale Angststörung geht mit erheblichen kognitiven Verzerrungen und Vermeidungsverhaltensweisen einher. Sowohl Introvertierte als auch Extrovertierte können von der sozialen Angststörung betroffen sein.

In diesem Buch werden wir uns einige der Gemeinsamkeiten und Unterschiede zwischen Schüchternheit und sozialer Phobie ansehen. Ich werde Ihnen außerdem nachhaltige Selbsthilfemaßnahmen sowie bewährte Therapiemöglichkeiten vorstellen, die

Ihnen helfen werden, sich in Zukunft in sozialen Situationen wohler zu fühlen und keine Angst mehr vor anderen Menschen bzw. Menschenansammlungen zu haben.

Sowohl Schüchternheit als auch soziale Angst können überwunden werden. Mit der Anwendung von effektiven Maßnahmen sowie der richtigen Einstellung wird es auch Ihnen gelingen, zukünftig unbeschwerter am sozialen Leben teilzunehmen. Ich wünsche Ihnen viel Spaß beim Lesen und selbstverständlich auch viel Erfolg beim Umsetzen der Strategien!

Kapitel 1: Soziale Ängste bei Kindern und Erwachsenen

Soziale Ängste bei Kindern

Wenn die Symptome sozialer Angst bei Menschen in früher Kindheit auftreten, verwechseln die Eltern diese Symptome oft mit üblichen kindlichen Verhaltensweisen wie Wutausbrüchen oder dem Anklammern an die Eltern. Kinder, die sich an die Eltern klammern, weil sie nicht zur Schule gehen wollen, leiden aber vielleicht tatsächlich unter sozialen Ängsten, während die Eltern dieses Verhalten mehr oder weniger als kindlichen Trotz deuten.

Wenn Sie selbst ein Kind haben und dieses in solchen Momenten ähnliches Verhalten zeigt, oder wenn es sich weigert, zu Spielkameraden zu gehen oder an anderen sozialen Aktivitäten teilzunehmen, kann dies auf eine soziale Angststörung zurückzuführen sein und nicht nur auf das übliche Verhalten, welches bei vielen anderen Kindern im gleichen Alter häufig auftritt.

Der Besuch von Schule und Kindergarten sowie außerschulische Aktivitäten können für Kinder, die unter sozialen Ängsten leiden, eine große emotionale Herausforderung darstellen. Die Auswirkungen der sozialen Angst, die in der Kindheit auftreten, können bis ins Erwachsenenalter tragen und es der betroffenen Person erschweren, normale Beziehungen zu führen.

Soziale Ängste bei Erwachsenen

Kinder, die unter einer sozialen Phobie leiden, welche jedoch nicht diagnostiziert wird, tragen diese Symptome und Ängste bis ins Erwachsenenalter mit sich. Eine Studie fand heraus, dass die meisten Erwachsenen mehr als ein Jahrzehnt lang unter den Symptomen der sozialen Angst litten, bevor sie überhaupt erkannten, dass ihre Verhaltensweisen das Ergebnis einer Krankheit waren.

Schließlich ist ein gewisses Maß an Angst normal. Wenn wir uns für einen Job bewerben, in der Öffentlichkeit sprechen müssen oder auf einer Feier neue Freunde finden wollen, ist es durchaus normal, ein klein wenig Angst zu verspüren. Zu lernen, wie man die Symptome der sozialen Angst von der Art der Angst unterscheidet, die in manchen Lebenslagen total üblich sind, ist für Betroffene von entscheidender Bedeutung.

Umgang mit sozialer Angststörung

Es gibt viele Behandlungsmöglichkeiten für Menschen, die an einer sozialen Angststörung leiden. Einige der Behandlungen, die eine medikamentöse Therapie beinhalten, können tiefgreifende Nebenwirkungen haben. Andere Behandlungen sind möglicherweise nicht für alle Patienten geeignet.

Es gibt jedoch eine Vielzahl von Methoden, mit denen Sie oder Ihr Kind die lähmenden Symptome der sozialen Angststörung in den Griff bekommen können, um den Alltag zu erleichtern, mit Menschen zu sprechen, zur Arbeit zu gehen, zur Schule zu gehen und Freunde zu finden.

Stress hat eine große Auswirkung auf den Körper. Der Stress bei der Bewältigung von sozialer Angst kann außerdem noch zu anderen Problemen führen. Wenn Sie wissen, wie Sie den Stress, der durch soziale Ängste entsteht, effektiv bewältigen können, werden Sie in der Lage sein, dauerhaften Stress davon abzuhalten, einen Tribut für Ihre körperliche Gesundheit zu fordern. Die Techniken, die Sie lernen werden, helfen Ihnen nicht nur Panik und Angst zu besiegen, sondern auch, Sie gesund und stark zu halten.

Fallbeispiel

Alexander glaubt, dass er seit seiner Kindheit an einer sozialen Angststörung leidet, obwohl sie erst im Erwachsenenalter diagnostiziert wurde. Dennoch erinnert er sich daran, dass er als Kind Angst dabei hatte, bestimmte Dinge zu tun, wie zum Beispiel auf eine Gruppe von Kindern im Park zuzugehen und zu fragen, ob er mit ihnen spielen darf.

In der Schule saß er oft schweigend da, selbst wenn er die richtige Antwort wusste, weil er zu ängstlich war, die Hand zu heben und vor der Klasse zu sprechen. Das Gymnasium war ein Alptraum für Alexander, weil er den Gedanken, beurteilt oder kritisiert zu werden, nicht ertragen konnte. Lange Zeit zog er sich zurück und weigerte sich, an irgendwelchen sozialen Aktivitäten teilzunehmen.

Erst auf der Universität wurde ihm klar, dass er möglicherweise unter einer Angststörung leidet. Überwältigt von Abgabeterminen, Aufgaben und sozialem Druck, vereinbarte er einen Termin für ein Gespräch mit einem Therapeuten. Dieser half ihm, seine zugrunde liegende soziale Angststörung aufzudecken. Durch die Behandlung und die Anwendung einiger Selbsthilfemethoden, die später auch in diesem Buch behandelt werden, konnte er seine Ängste in den Griff bekommen.

Selbst in sehr stressigen Situationen, wie zum Beispiel bei Vorstellungsgesprächen nach seinem Abschluss, konnte er sich darauf konzentrieren, seine Symptome in den Griff zu bekommen und nicht zuzulassen, dass sie sein Leben kontrollieren. Kürzlich hat er einen Job bei einem großartigen Unternehmen angenommen, nachdem er ein gutes Gehalt für sich selbst ausgehandelt hatte, wozu er vor der Behandlung seiner sozialen Angststörung wahrscheinlich kaum in der Lage gewesen wäre.

Übernehmen Sie die Verantwortung

Wenn Sie die Kontrolle über Ihren Kampf mit der Angst übernehmen und alle Werkzeuge aus diesem Buch verwenden, welche Ihnen helfen sollen, diese

Angst zu bewältigen, dann werden Sie in der Lage sein, Ihr unbeschwertes Leben zurückzuerobern und es nach Ihren eigenen Wünschen zu leben, oder aber Ihrem betroffenen Kind beizubringen, wie es ein Leben frei von Angst und Stress führen kann.

Kapitel 2: Was ist eine introvertierte Persönlichkeit?

Der schweizerische Psychologe Carl Jung verbrachte viele Jahre mit dem Studium der Entwicklung der menschlichen Persönlichkeit. Er entwickelte auch eine Klassifizierungsskala, um verschiedene Persönlichkeitstypen zu kategorisieren, die beim Menschen vorherrschen.

Die beiden Forscher Isabel Myers und Katherine Briggs, die den Myers-Briggs-Persönlichkeitsindikator-Test entwickelt haben, nutzten Carl Jungs Forschungen. Vielleicht haben Sie selbst bereits irgendwann in Ihrem Leben den Myers-Briggs-Bewertungstest gemacht, um herauszufinden, welchen Persönlichkeitstyp Sie haben.

Während ihrer gemeinsamen Studien zur Persönlichkeit entdeckten Jung, Myers und Briggs, dass menschliche Persönlichkeiten entlang eines Kontinuums von Persönlichkeitstypen fallen, das von völlig extrovertiert bis völlig introvertiert reicht. Jeder Mensch befindet sich auf dieser Skala an einer anderen Stelle, weil jeder Mensch unterschiedliche Anteile von Extrovertiertheit und Introvertiertheit in seiner Persönlichkeit hat.

Menschen, die an die extremen Enden der Skala fallen, sind entweder abhängig von sozialer Interaktion oder sie brauchen eine Menge Freiraum, in welchem sie für sich allein sein können. Menschen mit introvertierten Persönlichkeiten brauchen viel Zeit allein, um glücklich und gesund zu sein.

Introvertierte Persönlichkeitsmerkmale

Für einen extrovertierten Menschen können Menschen mit einer überwiegend introvertierten Persönlichkeit arrogant, distanziert, unfreundlich, hochnäsig oder sogar langweilig und stumpfsinnig erscheinen. Aber Introvertierte sind in der Regel nichts von alledem. Introvertierte haben ein reiches Innenleben, das sie sehr schätzen. Sie teilen dieses Innenleben nur nicht mit vielen Menschen. Introvertierte ziehen es daher oft vor, viel Zeit alleine zu verbringen.

Kinder mit introvertierten Persönlichkeiten zeigen oftmals so gut wie gar kein Interesse an Spielverabredungen, Gruppenaktivitäten wie Spielen im Park mit anderen Kindern oder an der Teilnahme an anderen außerschulischen Aktivitäten wie zum Beispiel in Sportvereinen.

Introvertierte Menschen neigen dazu, „Stubenhocker“ zu sein und ihre Zeit lieber zu Hause zu verbringen, anstatt in Restaurants oder Bars zu gehen oder an anderen sozialen Aktivitäten teilzunehmen. Sie fühlen sich in der Regel sehr schnell von der Anwesenheit vieler Menschen überwältigt.

Extrovertierte sind in der Gesellschaft weitaus zahlreicher als Introvertierte. Einige Extrovertierte haben dabei Schwierigkeiten, die tiefe und ruhige Natur von Introvertierten zu verstehen.

Gemeinsame Merkmale von Introvertierten

Denken Sie, dass Sie oder Ihr Kind eine introvertierte Persönlichkeit haben könnte? Hier ist eine kurze Liste mit den häufigsten Merkmalen von Menschen mit einer introvertierten Persönlichkeit. Wie viele davon haben Sie?

- Sie sind unabhängig.
- Sie sind intelligent.
- Sie sind neugierig.
- Sie sind aufmerksam.
- Sie ziehen es vor, in aller Ruhe Informationen zu sammeln, bevor sie eine Meinung verkünden.
- Sie fühlen sich nach größeren gesellschaftlichen Zusammenkünften körperlich krank.
- Sie spielen oder arbeiten gerne alleine.
- Sie haben eine ausgeprägte Fantasie.
- Sie fühlen sich nur selten einsam.
- Sie genießen das Alleinsein.
- Sie haben Schwierigkeiten, soziale Signale zu erkennen.
- Sie sprechen leise und ziehen es vor, dass andere ebenfalls leise sprechen.

Kapitel 3: Was verursacht soziale Ängste?

Es gibt eine Reihe von verschiedenen Erklärungen, was genau soziale Angststörungen verursacht. Jeder Mensch ist anders und jeder Mensch hat wahrscheinlich unterschiedliche Auslöser. Faktoren wie Erziehung, kultureller Hintergrund und traumatische Erfahrungen können alle eine Rolle spielen. Hier gehe ich auf die häufigsten Gründe ein, warum Menschen unter sozialen Ängsten leiden können.

Die Denkweise

Eine Theorie geht davon aus, dass manche Menschen einen bestimmten Denkstil haben, der zu sozialer Angst führt. Jemand, der in sozialen Situationen ängstlich ist, befürchtet für sich selbst, dass er schlecht aussehen wird und er wird denken, dass all seine Mitmenschen ihn gerade beobachten und die ganze Zeit über ihn urteilen. Die Betroffenen werden an ihren eigenen Fähigkeiten, sich anzupassen und sich zu beteiligen, zweifeln und glauben, dass sie langweilig sind und dass sowieso niemand hören will, was sie zu sagen haben.

Diese Personen sehen selten die positive Seite und denken stattdessen meistens an all die Dinge, die schief gehen können. Manche Menschen neigen vielleicht von Natur aus mehr zu dieser Art des Denkens als andere, aber oft ist dies ein erlernter Denkprozess, der nicht natürlich ist. Dies ist jedoch eine gute Nachricht, denn es bedeutet, dass die Betroffenen ihre Denkweise erfolgreich ändern können.

Evolutionäre Faktoren

Evolutionäre Faktoren können auch eine Rolle bei der sozialen Angststörung spielen. Um dies zu verstehen, sollten Sie bedenken, dass wir Menschen grundsätzlich eine gesellige Spezies sind und wir dazu neigen, gerne in Gesellschaft zu sein. Manche Menschen mögen den Gedanken nicht, dass sie andere Menschen verärgern könnten. Sie wollen am Ende nicht abgelehnt werden, so dass für manche Menschen der Beginn einer sozialen Angststörung eine einfache Tatsache ist, dass sie überempfindlich auf negative Bewertungen reagieren. Dies mag der Grund dafür sein, dass viele sozial ängstliche Menschen alles tun, um andere Menschen zu verärgern und sich langfristig selbst mehr schaden.

Biologische Gründe

Es gibt auch die Vermutung, dass soziale Angststörungen erbliche Gründe haben könnte. Schauen Sie sich in Ihrer Familie um. Wenn noch jemand anderes unter sozialen Ängsten leidet, dann besteht die Möglichkeit, dass Sie deren Persönlichkeitsmerkmale geerbt haben. Es gibt zwar eine starke Korrelation, die zeigt, dass Familienangehörige oft ähnliche Angststörungen haben, aber es ist nicht sicher bekannt, ob dies auf die Genetik zurückzuführen ist oder auf die Tatsache, dass Kinder sich durch das Beobachten ihrer Eltern deren

Verhaltensweisen aneignen. Möglicherweise spielt die genetische Veranlagung jedoch eine größere Rolle bei der Ausprägung sozialer Ängste, als wir eigentlich wissen. Es werden weiterhin Studien auf diesem Gebiet durchgeführt.

Traumatische oder schlechte Erfahrungen

Wenn jemand etwas Schlimmes oder Traumatisches erlebt, kann das in dem Moment, in dem es passiert, extrem belastend sein. Aber das ist noch nicht alles, denn diese Erfahrung kann bei der Person Spuren hinterlassen. Einige der häufigsten Erlebnisse dieser Art, von denen berichtet wird, dass sie sozial ängstlichen Menschen widerfahren, beginnen in der Schulzeit. Mobbing ist ein Paradebeispiel. Jedoch auch alles andere, wodurch eine Person als seltsam oder irgendwie „anders“ und in den Augen anderer Menschen als inakzeptabel abstempelt wird; all das kann im Laufe des Lebens zu sozialer Angst beitragen.

Auch eine posttraumatische Belastungsstörung ist eine häufige Folge akuter traumatischer Erlebnisse, die wiederum eine bereits vorhandene soziale Angststörung verschlimmern kann. Das ständige Wiedererleben schlimmer Erlebnisse durch sogenannte Flashbacks hält die negativen Gedanken im Vordergrund und gibt betroffenen Personen nicht die Möglichkeit, unvoreingenommen an eine soziale Situation heranzugehen.

Die Anforderungen des Lebens

Wenn man mit Menschen spricht, die eine soziale Angststörung haben, werden die meisten von ihnen wahrscheinlich sagen, dass sie dieses Problem schon immer hatten, während andere sagen werden, dass es begann, als sie Teenager oder in ihren frühen Zwanzigern waren. Teenager und junge Erwachsene haben eine Menge Stolpersteine zu überwinden, vor allem im sozialen Bereich, wenn sie beginnen, ihre Unabhängigkeit zu erlangen und ihre Rolle als Erwachsener in den Rollen zu etablieren, die die Gesellschaft von ihnen erwartet.

Öffentliche Schulen bieten viele Gelegenheiten für sozial unangenehme Situationen und Ereignisse. Diese Situationen richtig zu meistern, um keine soziale Angststörung zu entwickeln, braucht viel Anleitung und ehrliche Gespräche. Die Bewältigung dieser Herausforderungen ist nicht einfach und die Muster, die diese jungen Erwachsenen entwickeln, können sich auf ihr zukünftiges Leben auswirken und den Umgang mit einigen Dingen erschweren. Viele Schulabgänger wechseln beispielsweise auf die Universität oder starten ins Berufsleben und kämpfen dort mit der Fähigkeit, sich einzufügen, während sie einen Großteil ihrer Zeit damit verbringen, andere zu beeindrucken, sowohl körperlich als auch geistig.

Spannungen der Gegenwart

Es gibt zwei Arten von Stress, die sich wahrscheinlich auf das Ausmaß der Angst auswirken, die eine Person empfindet - signifikante Umzüge, die den Kontakt zu Kollegen, Freunden und/oder der Familie abschneiden; und signifikante Veränderungen, die sich auf die Art und Weise auswirken, wie eine Person mit anderen in Beziehung steht, vielleicht eine Veränderung ihres Arbeitsplatzes bei der Arbeit. Diese Veränderungen verlangen, dass sich eine Person schnell an eine neue Situation anpasst und sie nehmen viel Energie in Anspruch, obwohl sie höchstwahrscheinlich wenig zu entbehren haben.

Jede Situation, die es erfordert, neue Leute zu treffen und neue Beziehungen aufzubauen, ist anfangs stressig, da die Betroffenen versuchen, die andere Person zunächst kennenzulernen, während sie sich gleichzeitig von ihrer besten Seite zu zeigen versuchen. Der Druck, den anderen zu beeindrucken, ist groß und die Angst vor dem Versagen kann erhebliche Ängste auslösen. Vertrauen muss erst aufgebaut werden und dies ist eine Zeit, in der alte Schwachstellen möglicherweise an die Oberfläche kommen können.

Moderne Technologie

Die soziale Angststörung, die nur eine von vielen weiteren Angststörungen ist, ist immer mehr auf dem Vormarsch. Mehr und mehr Menschen kämpfen heutzutage mit ihrer eigenen Unsicherheit und darum, sich in der Welt zurechtzufinden. Auch Depressionen sind leider immer weiter verbreitet. Ca. 50 % derjenigen, bei denen eine Depression diagnostiziert wird, leiden gleichzeitig auch unter Angstzuständen. In den USA sind Antidepressiva das am zweithäufigsten verschriebene Medikament und die Selbstmordrate steigt von Jahr zu Jahr an.

Während wir den Einfluss der Genetik und der Lebensumstände auf Angststörungen betrachtet haben, gibt es einen weiteren entscheidenden Faktor, nämlich die Technologie. Das Gefühl der Einsamkeit ist bei Menschen, die unter sozialer Angststörung und Depression leiden, sehr groß. Fortschritte in der Technologie geben uns die Möglichkeit, mehr miteinander verbunden, aber gleichzeitig auch einsamer zu sein. Aber wie ist das möglich? Werfen wir einen Blick auf das Beispiel Grönland.

Grönland hat heute eine der höchsten Selbstmordraten der Welt. Dies begann jedoch erst, als kleine Dörfer zu veröden begannen, weil alle in die Hauptstadt zogen, um Arbeit oder Ausbildung zu finden. Man sollte meinen, dass sich die Menschen weniger einsam und deprimiert fühlen würden, wenn sie in einer großen Gruppe leben und nicht in einem winzigen Dorf mit nur 50 Einwohnern. Doch mit der Zunahme der Nähe ging in Grönland das Gemeinschaftsgefühl verloren. Wie ängstlich oder depressiv ein Mensch ist, hängt nicht allein davon ab, wie viele Menschen um ihn herum sind. Wir wissen, dass es ebenso möglich ist, sich in einer Gruppe von Menschen einsam zu fühlen. Wir

Menschen sind soziale Wesen und ohne eine Gemeinschaft, die uns unterstützt, empfinden wir oftmals einen Mangel an Lebenssinn.

Die Technologie hat in modernen westlichen Ländern in gewisser Weise den gleichen Effekt wie die Zentralisierung von Arbeitsplätzen und Bildung in Grönland. Wir können uns mit Tausenden, ja sogar Millionen von Menschen unterhalten, aber selten schauen wir mit diesen Interaktionen unter die Oberfläche und bauen eine Beziehung auf. Hinter unseren Bildschirmen sitzend haben wir vergessen, wie man persönlich interagiert, weshalb so viele von uns in sozialen Situationen Angst empfinden, wo andere Augen uns beobachten, anstatt nur schwarzen Text auf weißem Hintergrund zu lesen.

Technologie ist ein hervorragendes Werkzeug, aber anstatt sie zu benutzen, wie ein Zimmermann eine Säge benutzt, lassen wir sie uns benutzen. Und doch verbringen wir einen Großteil unseres Lebens vor Bildschirmen, beispielsweise vor unseren Smartphones. Wir lassen sie jeden Aspekt unseres Lebens diktieren. Wenn Sie feststellen, dass Sie mehr Zeit vor einem Bildschirm verbringen, als mit anderen Menschen in der realen Welt zu interagieren, haben Sie vielleicht gerade eine der Ursachen für Ihre soziale Angststörung gefunden.

Wenn Sie feststellen, dass Sie unter solch einem Problem leiden, sollten Sie vielleicht lernen, wie Sie Ihre Bildschirmzeit begrenzen können. Vielleicht können Sie Ihr Smartphone so einrichten, dass es nach einer bestimmten Grenze keine Daten mehr empfängt, oder vielleicht sollten Sie es sogar ganz aufgeben und zu einem vereinfachten Handy ohne sinnlose Apps und ohne Social Media Apps zurückkehren.

Vielleicht stellen Sie auch fest, dass die Gruppe von Freunden, die Sie haben, überhaupt keine Gemeinschaft darstellt. Vielleicht haben Sie das Gefühl, dass Sie ständig beurteilt werden, weil die Freunde, die Sie haben, urteilende Menschen sind. Wenn Sie jedes Mal, wenn Sie mit Ihren Freunden ausgehen, ständig angemeckert werden, ist es wenig verwunderlich, dass Sie unter Angstzuständen leiden. Vielleicht ist es an der Zeit, einige neue Freunde zu finden. Es gibt beispielsweise viele Selbsthilfegruppen für Menschen, die unter sozialer Angststörung leiden, die eine große Gemeinschaft für Sie werden können, in der Sie einen Sinn finden werden.

Wie all diese Faktoren zusammenwirken

Die meisten Probleme haben mehr als eine mögliche Ursache und es kann schwierig sein, sie voneinander zu trennen. Die wahrscheinlichen Ursachen einer sozialen Angststörung lassen sich jedoch in zwei verschiedene Kategorien einteilen - Stress und Vulnerabilität. Vulnerabilität ist etwas, das tief sitzt; Die Faktoren, die eine Person anfällig machen, können biologisch oder psychologisch sein - in manchen Fällen eine Kombination aus beidem. Psychologische Faktoren kommen normalerweise von Dingen, die die betroffene

Person früher im Leben erlebt hat, während biologische Faktoren genetisch bedingt sind.

Psychologisch gesehen könnten Sie zum Beispiel überhebliche Eltern gehabt haben, die ständig Perfektion erwarteten. Jeder Misserfolg war für sie eine Enttäuschung, so dass Ihre Angst in sozialen Situationen besonders groß ist. Biologisch könnten Sie zum Beispiel mit einer ungewöhnlich großen Nase geboren worden sein, die Sie weniger selbstbewusst macht. Sie verbringen soziale Situationen damit, darüber nachzudenken, ob die anderen Menschen über Sie urteilen, anstatt mit ihnen zu interagieren. Stress umfasst alle Anforderungen, die an eine Person in ihrem gegenwärtigen Leben gestellt werden und Umstände, die sich zu diesem Zeitpunkt auf sie auswirken können.

Ehrlich gesagt ist es schwierig, einen einzigen Grund zu nennen, weshalb eine Person an einer sozialen Angststörung leidet. In Wahrheit gibt es meistens viele verschiedene Faktoren für den Grund für eine Angststörung und jeder Mensch hat eine einzigartige Kombination von solchen Faktoren. Menschen wachsen niemals auf exakt dieselbe Weise auf wie andere Menschen. Selbst Zwillinge weisen in ihren Eigenschaften und Verhaltensweisen Unterschiede auf. Wenn Sie jedoch von einer sozialen Angststörung geplagt sind, ist es wahrscheinlich weniger wichtig zu wissen, was sie verursacht hat, als zu wissen, wie man sie überwinden kann.

Kapitel 4: Wie soziale Medien Ihr Selbstwertgefühl senken

Soziale Medien sind ein fester Bestandteil unseres Lebens geworden. Für die meisten Menschen ist es das Erste, worauf sie morgens schauen und das Letzte, was sie abends sehen. Soziale Medien sind nicht grundsätzlich schlecht. Ganz und gar nicht. Es ist eines der wichtigsten Werkzeuge, die wir Menschen heutzutage nutzen können, um mit Freunden und Verwandten in Kontakt zu bleiben und uns Gleichgesinnten anzuschließen.

Aber nachfolgend habe ich einige Gründe für Sie aufgeführt, wie soziale Medien Sie negativ beeinflussen können, wenn Sie sich dessen nicht bewusst sind:

Grund 1 - Es schafft unrealistische Erwartungen

Haben Sie schon einmal durch Ihre sozialen Medien gescrollt und währenddessen Menschen gesehen, die Sie bewundern und sich dabei ein wenig neidisch gefühlt? Wie oft haben Sie selbst schon neben einem teuren, luxuriösen Auto posiert? Wie oft haben Sie schon ein Foto mit einem wunderschönen Menschen gemacht, den Sie gar nicht kennen? Wie oft haben Sie schon extra für ein Selfie eine Beleuchtung aufgestellt? Wir können nicht alles, was wir online sehen, für bare Münze nehmen. Menschen, die durch ihr reales Leben schreiten und dabei erfolgreich sind, haben gar keine

Zeit dafür, täglich in den sozialen Medien zu posten. Ihr Ziel ist es nicht, erfolgreich auszusehen, sondern erfolgreich zu sein.

Grund 2 - Es raubt Ihnen die Fähigkeit, präsent zu sein

Ärgern Sie sich nicht auch darüber, wenn Sie mit Leuten zusammen sind und diese ständig mit ihren Smartphones beschäftigt sind? Es ist größtenteils Zeitverschwendung. Wenn Sie die Qualität Ihrer Beziehungen verbessern wollen, legen Sie das nächste Mal, wenn Sie Zeit mit jemandem verbringen, Ihr Telefon beiseite. Schauen Sie der Person, mit der Sie zusammen sind, in die Augen und schätzen Sie, was um Sie herum geschieht. Ihre Angst, online etwas zu verpassen, führt dazu, dass Sie im echten Leben etwas verpassen.

Eine andere Sache, die ich vorschlage, ist, in Ihre Einstellungen zu gehen und Ihre Benachrichtigungen auszuschalten. Planen Sie stattdessen lieber feste Zeiten ein, in denen Sie Ihre Benachrichtigungen checken und gegebenenfalls auch Social Media Neuigkeiten einholen. Und außerhalb dieser Zeiten leben Sie Ihr reales Leben.

Grund 3 - Es schafft Lähmung

Es ist traurig, aber wahr. Ein Grund, weshalb viele Menschen ewig brauchen, um ihr Selbstbewusstsein zu verbessern, ist, dass sie viel lieber Informationen konsumieren, als wirklich zu handeln. Viele Menschen sitzen gemütlich zu Hause herum und scrollen lieber durch ihren Newsfeed und klicken auf verschiedene YouTube Videos, anstatt selbst etwas zustande zu bringen. Sich hin und wieder eine Pause vom hektischen Alltag zu gönnen ist selbstverständlich jedem gestattet. Aber die Unmengen an nutzlosen sowie nützlichen Informationen führt oftmals dazu, dass die Menschen ihre wirklichen Aufgaben beiseite schieben und vergessen zu leben. Eine gute Faustregel, die Sie sich merken sollten, ist, doppelt so viel umzusetzen, wie Sie gelernt haben. Wenn Sie zum Beispiel eine Stunde mit Lesen verbracht haben, handeln Sie zwei Stunden lang, bevor Sie wieder etwas anderes lesen.

Kapitel 5: Die grundlegenden Schritte zur Überwindung sozialer Ängste

Soziale Ängste zu überwinden kann eine Herausforderung sein, aber es ist definitiv nicht unmöglich. Die Verwendung von Selbsthilfetechniken kann einen großen Unterschied bei der Bewältigung der sozialen Phobie sein, ein ausgeglichenes und glückliches Leben zu führen. Wenn Sie das Gefühl haben, dass Ihre sozialen Ängste Sie davon abhalten, Ihre Ziele zu erreichen, oder wenn Sie das Gefühl haben, dass soziale Ängste Sie von der Welt isolieren, dann seien Sie sich sicher: Es gibt Maßnahmen, die Sie ergreifen können, um Ihr unbeschwertes Leben zurückzuerobern.

Erkennen Sie das Problem

Das erste, was Sie dabei tun sollten, ist, zu erkennen, dass Ihre Angst ein Problem ist. Dies kann schwieriger sein, als es klingt. Ein gewisses Maß an Angst gehört zum Leben dazu. Es hält die Menschen davon ab, sich in unnötige Gefahren zu bringen. Aber wenn Ihre Angst außer Kontrolle gerät und Sie davon abhält, Ihr Leben frei zu leben, dann ist es keine normale Angst. Sie ist ein Problem, welches angegangen werden muss. Sobald Sie erkennen, dass Ihre Angst ein echtes Problem ist, können Sie daran arbeiten, es zu beheben.

Der Behandlungsplan

Sobald Sie Ihr Problem erkannt haben, können Sie sich auf den Weg machen, um Hilfe zu finden. Ein Arzt kann Ihnen dabei helfen, einen Behandlungsplan zu entwickeln, um Ihre sozialen Ängste mit medikamentöser Therapie und Psychotherapie zu behandeln.

Zusätzlich zu der von Ihrem Arzt empfohlenen Behandlung können Sie einige Selbsthilfetechniken erlernen, um Ängste zu verringern. Es gibt einige einfache Anpassungen des Lebensstils, die Sie vornehmen können, welche Ihnen dabei helfen, mit Ihrer Angst besser umzugehen. Die Arbeit an Ihrem Selbstwertgefühl und anderen Bereichen Ihres Lebens, die von der Angst betroffen sind, wird Ihnen auch helfen, auf eine produktivere Weise mit Ihrer Angst umzugehen.

Den Lebensstil ändern

Das Erlernen eines effektiven Umgangs mit Ängsten ist oftmals der beste Weg, ein glückliches und erfülltes Leben zu führen, ohne sich durch Ängste von der Teilnahme an Veranstaltungen oder dem Eingehen von Beziehungen abhalten zu lassen. Jeder kann diese Selbsthilfetechniken und Lebensstiländerungen verwenden, um das Leben mit der Angst zu erleichtern. Einige der Selbsthilfetechniken, die zur Bekämpfung von Angstzuständen eingesetzt werden können, sind:

- Den Koffeinkonsum einschränken.
- Ca. acht Stunden Schlaf in der Nacht.
- Regelmäßiges Meditieren.
- Eine gesunde und ausgeglichene Ernährung.
- Die Kommunikationsfähigkeiten verbessern.
- Regelmäßige körperliche Bewegung.
- Vereinzelte Ruhezeiten über den Tag einplanen.
- Journaling, Tagebuch schreiben.
- Atemtechniken, die bei akuten Ängsten helfen.
- Die Einnahme von Nahrungsergänzungsmitteln.

Den eigenen gewohnten Lebensstil zu verändern fällt nicht immer leicht. Aber wenn Sie erkennen, dass Ihre Angst Ihr Leben beherrscht, dann ist es kaum vermeidbar, einige Änderungen vorzunehmen, die Ihnen langfristig helfen werden. Sie werden wahrscheinlich für eine lange Zeit mit einem gewissen Grad an Angst leben müssen. Eine Änderung Ihres Lebensstils ist ein gesunder und proaktiver Weg, mit der Angst umzugehen.

Kapitel 6: Wie Sie Ihr Selbstwertgefühl steigern und Ängste abbauen können

Ein besseres Selbstwertgefühl wird Ihnen helfen, langfristig Ihre Ängste in den Griff zu bekommen. Ein stärkeres Selbstwertgefühl hilft Ihnen dabei, sich in sozialen Situationen nicht ständig ängstlich zu fühlen. Sie werden erkennen, dass Sie ein guter Mensch sind und dass Sie es wert sind, gemocht zu werden. Sie fühlen sich stärker und sind sich Ihrer Fähigkeiten und Talente bewusst. Wenn Ihnen dies bewusst ist, dann ist es für Sie ohnehin nicht mehr wichtig, ob andere Menschen Sie mögen oder nicht. Und dass man von jedem seiner Mitmenschen gemocht wird ist sowieso nur Wunschdenken. Selbst wenn Sie der sympathischste Mensch der Welt wären, würden Sie nicht von jedem gemocht werden. Es wird immer Leute geben, die irgendetwas an Ihnen auszusetzen haben oder sogar neidisch auf Sie sind.

Aber Menschen, die unter sozialen Ängsten leiden, kämpfen in der Regel mit ihrem Selbstwertgefühl und beurteilen sich selbst oft sehr hart. Hier sind einige Möglichkeiten, wie Sie lernen können, sich selbst mehr zu lieben und Vertrauen zu gewinnen in die erstaunliche Person, die Sie sind.

Bringen Sie Ihren inneren Kritiker zum Schweigen

Ihr innerer Kritiker ist diese kleine Stimme in Ihrem Kopf, die Ihnen Angst macht und die versucht, Sie und Ihre Fähigkeiten jedes Mal schlecht zu reden, wenn Sie etwas tun oder wenn Sie anfangen, an sich selbst zu glauben. Ihr innerer Kritiker sagt Ihnen genau die Dinge, vor denen Sie Angst haben, dass andere Menschen sie denken.

Wenn Sie ein bestimmtes Outfit anziehen, das Ihnen gefällt, wird Ihr innerer Kritiker nicht lange zögern und Ihnen im Detail sagen, warum Sie dieses Outfit nicht tragen können und warum es an Ihnen schrecklich aussieht. Wenn Sie im Unterricht eine Antwort wissen und Ihre Hand heben wollen, dann wird Ihr innerer Kritiker Ihnen zuflüstern, dass alle über Sie lachen werden, wenn Sie die falsche Antwort geben.

Wenn Sie auf jemanden zugehen und sich ihm vorstellen wollen, dann ist Ihr innerer Kritiker derjenige, der Sie davon abhält, weil er Ihnen sagt, dass die andere Person sich nicht für Sie interessiert.

Es wird nicht leicht sein, die Stimme Ihres inneren Kritikers einfach zu ignorieren, denn schließlich haben Sie Ihr ganzes Leben lang auf diese Stimme gehört. Sie ist immer da, um Sie ständig darauf hinzuweisen, warum Sie irgendetwas vermasselt haben oder warum Sie wahrscheinlich scheitern werden. Sie können diese Stimme vielleicht nicht stoppen, aber Sie können ihr die Macht nehmen, die sie über Sie hat.

Die Anwendung von Journaling

Eine wirkungsvolle Methode, um zu verhindern, dass Ihr innerer Kritiker Ihr Leben beherrscht, ist die Anwendung des Journaling. Es bedeutet, mindestens drei Seiten nonstop Gedanken oder Ideen in ein Notizbuch oder Journal zu schreiben. Sobald Sie anfangen zu schreiben, sollten Sie in einen Fluss kommen. Schreiben Sie alles auf, was Ihnen in den Sinn kommt. Es spielt keine Rolle, ob es einen Sinn ergibt. Es spielt keine Rolle, ob die Gedanken kohärent sind. Es geht nur darum, dass alles, was Ihnen durch den Kopf geht, auf dieses Blatt niedergeschrieben wird. Schreiben Sie entweder morgens nach dem Aufstehen oder abends vor dem Schlafengehen alle Dinge auf, die Ihnen durch den Kopf schwirren.

Wenn Sie auf Ihr Schreiben zurückblicken, dann werden Sie oftmals die negativen Botschaften Ihres inneren Kritikers auf diesem Blatt Papier sehen. Dadurch, dass Sie diese negativen Botschaften aus Ihrem Kopf auf ein Blatt Papier bringen, können Sie sie objektiv betrachten und sehen, dass sie nicht wirklich wahr sind. Sie sind bloße Gedanken, aber sie sind nicht die Realität.

Ihren inneren Kritiker personifizieren

Eine andere Möglichkeit, wie Sie Ihrem inneren Tyrannen die Stirn bieten können, ist, ein Bild von Ihrem inneren Kritiker zu zeichnen. Auch wenn Sie kein großer Künstler sind, zeichnen Sie eine Figur, die

Ihren inneren Kritiker darstellt. Es kann ein Strichmännchen mit weit geöffnetem Mund sein, das Ihnen negative Dinge zuruft. Oder es kann eine Zeichnung von einer Person sein, die Sie ständig kritisiert, wie ein Elternteil, der Partner oder ein Lehrer. Seien Sie kreativ und zeichnen Sie Ihren inneren Kritiker so, wie Sie ihn sehen.

Wenn Sie mit der Zeichnung fertig sind, nehmen Sie einen großen schwarzen Edding und zeichnen Sie ein X über diese Zeichnung. Kritzeln Sie über die Zeichnung. Brüllen Sie sie an. Hängen Sie sie an die Wand und werfen Sie Dartpfeile darauf. Tun Sie, was auch immer Ihnen ein gutes Gefühl gibt, den inneren Kritiker zu minimieren. Zerreißen Sie die Zeichnung anschließend oder verbrennen Sie sie. Zerstören Sie sie und zerstören Sie die Macht, die dieser Kritiker über Sie hat.

Schreiben Sie Ihre guten Eigenschaften auf

Viele Menschen kämpfen oftmals ihr Leben lang mit negativen Botschaften, die ihnen von ihrem inneren Kritiker entgegengeschleudert wurden. Der beste Weg, diese negativen Botschaften loszuwerden, ist, sie durch positive zu ersetzen. Um diese negativen Botschaften zu ersetzen, können Sie eine kleine Selbstbeurteilung durchführen.

Schreiben Sie jeden Morgen oder jeden Abend drei Dinge in Ihr Tagebuch, die Sie an sich selbst mögen. Schreiben Sie jeden Morgen/Abend drei andere Dinge auf. Vielleicht möchten Sie sich etwas Zeit nehmen, um sich im Spiegel zu betrachten oder über die Dinge nachzudenken, die Sie gut beherrschen. Diese Übung kann starke Emotionen hervorrufen, wenn Sie lange Zeit ein geringes Selbstwertgefühl hatten.

Am Anfang fällt es Ihnen vielleicht schwer, sich zu erlauben, die vielen großartigen Eigenschaften zu sehen, die Sie besitzen. Aber wenn Sie die positiven Dinge, die Sie sehen, aufschreiben, werden Sie bemerken, dass sich Ihre Sicht auf sich selbst von negativ zu positiv verschiebt. Wenn Sie all Ihre guten Eigenschaften auf einem Blatt Papier nachlesen, dann werden Sie sich zukünftig in sozialen Situationen weniger ängstlich fühlen, weil Ihnen bewusst wird, dass die Menschen um Sie herum diese Eigenschaften auch erkennen werden.

Kapitel 7: Wie Sie mit Stress umgehen, um Ängste loszuwerden

Lassen Sie den Stress ablaufen

Laufen, sowie Sport im Allgemeinen, sind eine großartige Möglichkeit, Stress zu bekämpfen. Das Laufen ist eine der einfachsten und vorteilhaftesten körperlichen Übungen, die in der Regel jeder machen kann. Wenn Sie sich von den Strapazen des Lebens niedergeschlagen fühlen, laufen Sie ein paar Runden durch den Wald. Es gibt mehrere Vorteile, die Sie erfahren werden, wenn Sie regelmäßig laufen:

- Laufen ist eine aerobe Übung. Es erhöht die Herzfrequenz und bringt Sie zum Schwitzen. Es regt die Freisetzung von Endorphinen an, die die natürlichen Wohlfühlhormone des Körpers sind, die Ihr Gehirn beschwingt und Sie glücklich machen.
- Sie werden Kalorien abbauen, was unter anderem dazu beiträgt, Ihren Blutdruck zu senken und Ihre Arterien in guter Form zu halten.
- Laufen verlangsamt den Alterungsprozess und reduziert den Knochen- und Muskelabbau durch den Aufbau von Kraft und Flexibilität. Es hält Sie aktiv und verbessert Ihre allgemeine Gesundheit.

- Beim Laufen haben Sie die ganze Zeit für sich, was Ihnen schließlich erlaubt, Ihre Gedanken zu verarbeiten. Sie können diese Zeit nutzen, einige Fragen zu klären, mit denen Sie vielleicht gerade konfrontiert sind.
- Forscher haben herausgefunden, dass Menschen, die regelmäßig laufen, ein glücklicheres, stressfreieres Leben führen und generell fitter sind als diejenigen, die nicht laufen. Ihre Konzentration und Wachsamkeit werden ebenfalls verbessert.

Ziehen Sie so schnell wie möglich die Laufschuhe an und machen Sie sich auf den Weg zu einem gesünderen, glücklicheren und stressfreieren Leben. Laufen kann man im Prinzip überall, wo man hingeht. Es muss nicht unbedingt der Wald sein. Auch auf der Straße bzw. auf den Gehwegen sind viele Jogger unterwegs. Sie müssen sich also keine Gedanken darüber machen, wo Sie diese Übung durchführen können geschweige denn dürfen. Trinken Sie mindestens einen Liter Wasser ein bis zwei Stunden vor Ihrem Lauf. Dies hilft bei der Hydratation des Körpers, und verringert das Risiko, dass Sie anschließend an Dehydrierung leiden. Sie werden Ihre Entscheidung nicht bereuen, denn die Vorteile, die sich für Sie ergeben, sind vielfältig.

Auf Wanderung gehen

Wandern bedeutet, einen entspannten Spaziergang durch die natürliche Umgebung, normalerweise auf einem Naturpfad, in einem Park oder in einem Wald zu machen. Ähnlich wie das Laufen ist das Wandern eine großartige Übung zum Stressabbau, wenn auch weniger kräftezehrend. Wandern kombiniert die Vorteile einer effektiven aeroben Übung, einer ruhigen natürlichen Umgebung und der Möglichkeit und Zeit, sich zu entspannen und frei zu denken.

Im Folgenden werden Wege aufgezeigt, wie das Wandern dem Körper hilft, mit Stress umzugehen:

Mentale Entspannung

Wandern bietet Zeit und Gelegenheit zur geistigen Entspannung, indem es Sie ganz nah an die Natur heranführt. Die Natur ist erwiesenermaßen ein Katalysator für mentale Entspannung, weil sie Ihnen die Erfahrung und die Wunder der natürlichen Umgebung vermittelt.

Energie für den Körper

Wandern ist eine aerobe Übung, die den Körper belebt und bei der Regulierung von Stressfaktoren hilft. Menschen, die regelmäßig wandern, haben einen höheren Spiegel an Wohlfühlhormonen, wie zum Beispiel Endorphinen, die Stress erheblich reduzieren.

Emotionales Wohlbefinden

Wenn Sie gestresst sind, sind Sie ein Gefangener negativer Emotionen, wie Traurigkeit, Angst,

Nervosität usw. Wandern aktiviert positive Energie in Ihrem Körper, die wiederum Ihre Emotionen ankurbelt und Sie besser und glücklicher fühlen lässt.

Gehirn trainieren

Eine Wanderung bietet Ihnen die Ruhe und Zeit, tiefgründig über Dinge nachzudenken, die Ihnen wichtig sind. Aerobe Bewegung in Verbindung mit tiefem Nachdenken wird die Stressbewältigungsfähigkeiten des Körpers effektiv verbessern.

Geistige Nahrung

Der Aufenthalt in einer natürlichen Umgebung mit der wunderbaren Gelassenheit bietet dem Körper eine Chance, geistig erfüllt zu werden. Ihre Nerven werden beruhigt und Sie bekommen die Gelegenheit für geistige Klarheit und Entspannung, die Sie normalerweise nicht jeden Tag haben. Wandern ist eine großartige Übung zum Abbau von Ängsten und Stress. Sie sollten sich vorab vorbereiten, bevor Sie auf eine Wanderung gehen. Packen Sie einen Erste-Hilfe-Kasten, Trinkwasser und ein Telefon ein, für den Fall, dass Sie mit einem Unfall konfrontiert werden.

Treten Sie den Stress weg

Erinnern Sie sich noch daran, wie glücklich Sie waren, als Sie in Ihrer Jugend Fahrrad gefahren sind? War es für Sie eine aufregende Phase? Fühlten Sie sich glücklich und frei? War es nicht eine tolle Zeit ohne Sorgen? Nun, Sie müssen nicht mit solcher Nostalgie auf Ihre Kindheit zurückblicken, denn Sie können diese Wohlfühlmomente, die Sie damals auf Ihrem Fahrrad hatten, ganz einfach in die Gegenwart zurückholen, um all die Ängste und Sorgen zu ersetzen, mit denen Sie jetzt konfrontiert sind.

Radfahren ist eine weitere Form der aeroben Übung, die großartig für Stressabbau, Fitness und allgemeines Wohlbefinden ist. Wenn Sie vom Druck des Lebens überwältigt sind, steigen Sie einfach auf ein Fahrrad und treten Sie in die Pedale, um Stress abzubauen. Das Radfahren lenkt Sie von den Problemen ab, die Sie belasten, pumpt einige Wohlfühlhormone in Ihren Blutkreislauf und lässt Ihr Herz schneller schlagen, sodass Sie sich erfrischt und emotional beschwingt fühlen.

Sie können nach der Arbeit, am Wochenende oder an Ihrem freien Tag radeln. Sie könnten unter Umständen sogar zur Arbeit radeln. Wenden Sie dabei die meditative Technik des Mantras an, indem Sie einen positiven Satz oder ein positives Wort im Rhythmus des Radfahrens rezitieren. Ich versichere Ihnen, dass Sie überrascht sein werden, wie schnell sich Ihr Geist von der Negativität und dem Stress, dem Sie ausgesetzt sind, befreien wird.

Radfahren ist nicht anstrengend, solange es als Freizeitbeschäftigung betrieben wird. Das Radfahren wird Sie garantiert fit halten. Es verbessert Ihr

Herzkreislaufsystem und es ist gut für eine bessere Gesundheit und ein emotionales Gleichgewicht. Es hilft bei der Bewältigung von chronischen Erkrankungen wie Diabetes, Herz-Kreislauf-Problemen und Bluthochdruck. Je gesünder und besser Sie sich fühlen, desto weniger wahrscheinlich ist es, dass Sie gestresst sind. Steigen Sie auf Ihr Fahrrad und genießen Sie die stressabbauenden Vorteile, die Sie bisher vermisst haben.

Lesen zum Stressabbau

Lesen wirkt kathartisch und ist ein großartiger Stressabbau für Menschen, die mit alltäglichem Druck und Widrigkeiten konfrontiert sind, indem es das Gehirn entspannt und den Gedankenprozess steuert. Wenn Sie lesen, dann reist Ihr Geist gewissermaßen weg von dem Druck, dem Sie derzeit ausgesetzt sind. Sie versinken in der Geschichte, in der Sie sich in fernen Welten wiederfinden werden. Während des Lesens werden Sie von Ihren Problemen weggetragen und dies hilft schließlich, Ihr emotionales Wohlbefinden auszugleichen.

Lesen ist eine großartige geistige Übung, die die Gehirnaktivität anregt und dadurch die geistige Konzentration und Wachsamkeit verbessert. Im Gehirn werden stressbekämpfende Hormone freigesetzt, die Ihnen ein glückliches Gefühl geben. Ein aktiver Geist ist stark und eher in der Lage, den täglichen Druck zu bewältigen. Sie bekämpfen Stress auch durch die Motivation und Hoffnung, die Sie aus dem Lesen von Biografien und motivierenden Büchern ziehen. Bücher und andere Literatur sind Informationsquellen, die es Ihnen ermöglichen, mehr zu lernen und bei einer Problemlösung zu helfen.

Ein Buch wird Ihre Gedanken von den anhaltenden Problemen oder Sorgen ablenken, die Sie belasten. Nehmen Sie sich ein paar Stunden am Tag Zeit zum Lesen und Sie werden erleben, wie erfüllend es für Ihre Bemühungen im Umgang mit Stress sein kann.

Wenn Sie Ihren Geist auch nur für ein paar Stunden von Negativität befreien, werden Sie große Fortschritte bei der mentalen Entspannung machen. Mit einem entspannten Geist sollten Sie in der Lage sein, kreativer und auch körperlich entspannter zu sein. Ein aktiver Geist verlangsamt auch den Alterungsprozess, so dass Sie sich körperlich und geistig jünger fühlen. Ein starker, gesunder Körper ist weniger anfällig für Stress.

Wenn Sie beispielsweise von einem anstrengenden Tag auf der Arbeit herunterkommen wollen, dann machen Sie sich eine heiße Tasse Tee, machen Sie es sich auf Ihrem Lieblingssitz bequem und vertiefen Sie sich in ein Buch. Die Vorteile für Ihr Leben und Ihre Gesundheit sind groß. Sie müssen es nur einmal ausprobieren. Besorgen Sie sich Literatur, die Sie anspricht - ein Buch, eine Zeitschrift oder eine Zeitung - und machen Sie es sich zur Gewohnheit, regelmäßig zu lesen, um jeden Tag ein weniger stressiges Leben zu führen.

Seien Sie ein positiver Denker

Haben Sie schon vom "Positiven Denken" gehört? Sie ziehen an, was Sie denken! Es mag simpel erscheinen oder auch schwer zu akzeptieren sein, aber nehmen Sie sich die Zeit, darüber nachzudenken und Sie werden erkennen, dass es wahr ist. Wenn Sie einen bestimmten Job bekommen wollen, oder wenn Sie befördert werden möchten, dann beginnt Ihr Erfolg damit, dass Sie es wirklich wollen und fest daran glauben, dass Sie erfolgreich sein werden, ohne auch nur den geringsten Zweifel zu haben.

Selbstvertrauen ist ein mächtiger Stresslöser. Die Kraft des positiven Denkens ist erstaunlich. Wenn Sie sich auf positive Dinge freuen, werden Sie ein glücklicheres, weniger stressiges Leben haben. Positives Denken ist ein Zustand, in dem Sie sich bei allem, was Sie tun, auf positive Ergebnisse freuen. Positives Denken bedeutet also, dass Sie Ihren Geist aktiv trainieren, kreative Gedanken zu haben, die Energie in Realität umwandeln.

Vermeiden Sie es, sich mit Ihren Misserfolgen aufzuhalten und konzentrieren Sie sich auf die Erfolge. Nutzen Sie die Enttäuschungen als Lektionen für die Zukunft. Studien zeigen, dass positives Denken zu einem längeren und gesünderen Leben führt, da Sie weniger anfällig für Stress sind. Sie werden ein positiver Denker, indem Sie die negativen Aspekte Ihres Denkens identifizieren und vermeiden, während Sie

Ihre Gedanken ständig bewerten, um sicherzustellen, dass Sie beim Positiven bleiben.

Seien Sie nicht zu hart zu sich selbst. Gönnen Sie sich freudige Momente und nehmen Sie sich Zeit, um Spaß zu haben. Umgeben Sie sich mit Gleichgesinnten, die Ihnen helfen, die Gewohnheit des positiven Denkens aufzubauen. Wenn Sie optimistisch sind, werden Sie weniger kritisch und sind stattdessen kreativer und hoffnungsvoller. Durch eine optimistische Denkweise sind Sie in der Lage, mit Stress bei der Arbeit leichter und konstruktiver umzugehen. Positives Denken ist ein mächtiges Werkzeug im Kampf gegen Stress und Ängste. Probieren Sie es aus, und Sie sind sich großer Vorteile und eines glücklichen, entspannten Lebens sicher.

Sehr hilfreich für ein positives Denken sind sogenannte Affirmationen, welche ich Ihnen nachfolgende vorstellen.

Affirmationen

Affirmationen sind positive Aussagen, die Ihnen helfen können, selbstsabotierende und negative Gedanken herauszufordern und zu überwinden. Wenn Sie sie oft wiederholen und an sie glauben, können Sie beginnen, positive Veränderungen zu bewirken.

Sie mögen Affirmationen für unrealistisches "Wunschdenken" halten. Aber versuchen Sie, positive Affirmationen so zu betrachten: Viele von uns machen wiederholte Übungen, um ihre körperliche Gesundheit zu verbessern und Affirmationen sind wie Übungen für unseren Geist und unsere Einstellung. Diese positiven mentalen Wiederholungen können unsere Denkmuster neu programmieren, so dass wir mit der Zeit anfangen, anders zu denken - und zu handeln.

Es gibt zum Beispiel Hinweise darauf, dass Affirmationen Ihnen helfen können, bei der Arbeit bessere Leistungen zu erbringen. Laut Forschern kann es die Nerven beruhigen, das Selbstvertrauen stärken und die Chancen auf ein erfolgreiches Ergebnis erhöhen, wenn man sich vor einem stressigen Meeting - zum Beispiel einer Leistungsbeurteilung - nur ein paar Minuten Zeit nimmt, um an seine besten Eigenschaften zu denken.

Selbstbejahung kann auch helfen, die Auswirkungen von Stress zu mildern. In einer Studie steigerte eine kurze Affirmationsübung die Problemlösungsfähigkeiten von "chronisch gestressten" Probanden auf das gleiche Niveau wie bei Personen mit geringem Stress. Darüber hinaus wurden Affirmationen zur erfolgreichen Behandlung von Menschen mit geringem Selbstwertgefühl, Depressionen und anderen psychischen Erkrankungen eingesetzt. Und es hat sich gezeigt, dass sie die Bereiche in unserem Gehirn stimulieren, die uns eher dazu bringen, positive Veränderungen in Bezug auf unsere Gesundheit zu bewirken.

Die letztgenannte Studie legt nahe, dass ein stärkeres Selbstwertgefühl die Wahrscheinlichkeit erhöht, dass Sie Ihr eigenes Wohlbefinden verbessern. Wenn Sie sich also zum Beispiel Sorgen machen, dass Sie zu viel essen und sich zu wenig bewegen, kann die Verwendung von Affirmationen, die Sie an Ihre Werte erinnern, Sie anspornen, Ihr Verhalten zu ändern. Nachfolgend stelle ich Ihnen eine Liste mit 40 möglichen Affirmationen vor:

1. Es gibt niemanden, der ich besser sein kann als ich selbst.
2. Ich bin genug.
3. Ich werde jeden einzelnen Tag besser.
4. Ich bin ein erstaunlicher Mensch.
5. Es gibt für alle meine Probleme auch Lösungen.
6. Heute bin ich ein Anführer.
7. Ich vergebe mir für meine Fehler.
8. Meine Herausforderungen helfen mir zu wachsen.
9. Ich bin perfekt, so wie ich bin.
10. Meine Fehler helfen mir zu lernen und zu wachsen.
11. Heute wird ein toller Tag werden.
12. Ich habe Mut und Zuversicht.
13. Ich kann mein eigenes Glück kontrollieren.
14. Ich habe Menschen, die mich lieben und respektieren.
15. Ich stehe für das ein, woran ich glaube.
16. Ich glaube an meine Ziele und Träume.
17. Es ist okay, nicht alles zu wissen.
18. Heute entscheide ich mich, positiv zu denken.

19. Ich kann alles durchstehen.
20. Ich kann alles tun, was ich mir in den Kopf setze.
21. Ich gebe mir die Erlaubnis, Entscheidungen zu treffen.
22. Ich kann es beim nächsten Mal besser machen.
23. Ich habe alles, was ich im Moment brauche.
24. Ich bin zu so vielem fähig.
25. Alles wird gut werden.
26. Ich bin frei, meine eigenen Entscheidungen zu treffen.
27. Ich verdiene es, geliebt zu werden.
28. Ich kann etwas bewirken.
29. Heute entscheide ich mich, selbstbewusst zu sein.
30. Ich habe die Verantwortung für mein Leben.
31. Ich habe die Kraft, meine Träume zu verwirklichen.
32. Ich glaube an mich und meine Fähigkeiten.
33. Gute Dinge werden zu mir kommen.
34. Ich bin wichtig.
35. Mein Selbstvertrauen wächst, wenn ich aus meiner Komfortzone heraustrete.
36. Meine positiven Gedanken erzeugen positive Gefühle.
37. Heute werde ich meine Ängste überwinden.
38. Ich bin offen und bereit, zu lernen.
39. Wenn ich falle, werde ich wieder aufstehen.
40. Ich kann alles sein, was ich sein will.

Zeitmanagement

Wenn Sie immer zu spät kommen und zu wenig Zeit haben, dann führen Sie höchstwahrscheinlich ein gestresstes und ängstliches Leben. Nichts ist so stressig wie der Kampf, immer eine Frist einzuhalten oder etwas nachzuholen, was man vergessen hat. Die wenige Zeit, die wir haben, richtig zu nutzen, wird Ihnen helfen, den Stress zu bewältigen. Zeitmanagement beinhaltet Methoden, die darauf abzielen, die Zeit effizient zu nutzen, um alle Aufgaben, die wir haben, innerhalb einer bestimmten Zeit zu erledigen. Es beinhaltet das Setzen von Prioritäten, das Planen und Organisieren.

Sie müssen die Aufgaben bewerten und sie nach Wichtigkeit und Dringlichkeit ordnen, um Verwirrung, Konflikte und unnötigen Zeitdruck zu vermeiden. Planen Sie Dinge im Voraus, um zu vermeiden, dass Sie sich in letzter Minute abhetzen, um etwas zu erledigen, was Ihnen entfallen ist. Ein gutes Zeitmanagement macht Sie zu einem produktiveren Menschen. Sie werden mehr in kurzer Zeit erledigen und so mehr Kontrolle über Ihr Leben gewinnen.

Erstellen Sie einen Zeitplan und halten Sie ihn ein. Sie werden genug freie Zeit haben, um sich mit lustigen Dingen zu beschäftigen, die Ihnen bisher gefehlt haben. Sie werden Zeit haben, um ins Kino zu gehen, ein Spiel zu spielen oder eine andere lustige Aktivität zu unternehmen, die der Gesundheit und dem Wohlbefinden dient. Ein gutes Zeitmanagement bedeutet, dass Sie genügend Zeit für die Arbeit, die

Familie und Freunde haben. Diese Momente mit lieben Menschen sind am erfüllendsten und stressabbauend.

Gut gemanagte Zeit führt zu einem angenehmeren und glücklicheren Leben. Im Folgenden finden Sie die Vorteile des Zeitmanagements für ein weniger stressiges Leben:

- Sie werden mit weniger Zeit mehr erreichen.
- Sie werden mehr freie Zeit bekommen, um sich zu entspannen.
- Sie reduzieren Stress, da Sie sich nicht ständig um anstehende Termine kümmern müssen.
- Ihre Produktivität wird erhöht, da Sie geistig und körperlich frisch und hoch motiviert sind.

Wenn Sie mit Ihrem Zeitmanagement und der Priorisierung von Aufgaben zu kämpfen haben, kann die sogenannte Eisenhower-Matrix helfen. Nachfolgend erfahren Sie, was eine Eisenhower-Matrix ist und wie Sie sie verwenden können, um organisiert zu bleiben und sich auf das zu konzentrieren, was wichtig ist.

Eine Eisenhower-Matrix ist eine Methode zur Organisation Ihrer Aufgaben basierend auf Dringlichkeit und Wichtigkeit. Dringende Aufgaben sind als zeitkritisch definiert. Wichtige Aufgaben sind diejenigen, die Ihnen helfen, Ihre Ziele zu erreichen. Wir müssen uns ständig daran erinnern und fragen, ob das, woran wir arbeiten, unsere Mission und unsere langfristigen Pläne unterstützt. Die Eisenhower-Matrix stellt Dringlichkeit und Wichtigkeit in einem Raster dar, so dass Sie vier Quadranten erhalten.

- Wichtig und dringlich.
- Wichtig, aber nicht dringlich.
- Nicht wichtig, aber dringlich.
- Nicht wichtig und nicht dringlich.

Wichtig	Planen Sie Aufgaben, die wichtig, aber nicht zeitkritisch sind. Tragen Sie diese in Ihren Kalender ein. 2	Konzentrieren Sie sich auf diese Aufgaben. Sie sind sowohl zeitkritisch als auch wertschöpfend. Erledigen Sie diese Aufgaben zuerst. 1
	Nicht dringlich	**Dringlich**
Nicht wichtig	Versuchen Sie, Aufgaben zu vermeiden, die weder dringend noch wichtig sind. Diese sind Ihre Zeit nicht wert. 4	Delegieren Sie Aufgaben, die zwar zeitkritisch sind, Ihnen aber nicht helfen, Ihre Ziele zu erreichen. 3

Wie verwenden Sie eine Eisenhower-Matrix?

Konzentrieren Sie sich auf die Aufgaben, die wichtig und dringend sind (Kasten Nr. 1). Einige Produktivitätsmethoden sprechen davon, eine "Top 3" für den Tag zu haben oder die eine Aufgabe auszuwählen, die am wichtigsten ist und diese Aufgabe zuerst zu erledigen. Ihre täglichen Schwerpunktaufgaben sollten aus Kasten 1 sein.

Planen Sie die Aufgaben ein, die wichtig, aber nicht dringend sind (Kasten Nr. 2). Diese Aufgaben werden Ihnen helfen, Ihre langfristigen Pläne zu verwirklichen jedoch können Sie sie zu einem Zeitpunkt einplanen, der für Sie günstig und sinnvoll ist. Durch Terminierung und Zukunftsplanung können wir verhindern, dass Aufgaben aus dieser Box in Box 1 wandern, wenn sie dringend werden.

Delegieren Sie das Dringende, aber Unwichtige (Kasten Nr. 3). Diese Aufgaben sind zeitkritisch und müssen daher erledigt werden, aber müssen Sie sie erledigen? Gibt es jemand anderen, der dafür qualifiziert ist? Kann ein Mitarbeiter bei der Arbeit Ihnen bei einigen administrativen Arbeiten, die erledigt werden müssen, helfen? Können Sie Ihren nörgelnden Kollegen an jemand anderen verweisen, der seine Fragen beantworten kann?

Vermeiden Sie es, Aufgaben zu erledigen, die weder dringend noch wichtig sind. Im Leben sind das Aktivitäten wie sinnlose Zeitverschwendung

(Fernsehen, Social Media). Bei der Arbeit kommen diese meist in Form von Anfragen von Kollegen. Versuchen Sie, diese Aufgaben zu vermeiden. Wenn Sie sich mit entspannenden Aufgaben wie dem gedankenlosen Surfen im Internet beschäftigen, versuchen Sie, einen Timer zu stellen, um sicherzustellen, dass es nicht aus dem Ruder läuft.

Der richtige Schlaf

Schlafen Sie genug? Ein Mangel an ausreichendem Schlaf ist ein großer Faktor für das Auftreten von Stress und Angstzuständen. Ausreichend Schlaf ist wichtig, um mit Stress umzugehen. Während des Schlafs hat Ihr Körper die Möglichkeit, sich auszuruhen, zu heilen und sich zu verjüngen. Wenn Sie nicht genug Schlaf bekommen, sind Sie anfällig für Stress und andere gesundheitliche Probleme, weil Sie emotional unausgeglichen sind.

Daher ist es unerlässlich, einen Schlafplan zu haben und diesem zu folgen, damit Sie Ihren Körper in eine Routine für ausreichende Erholung konditionieren. In der Tat ist Schlafmangel eine große Quelle von Stress und Angst, da Sie müde und reizbar sind und eine geschwächte Kreativität haben. Zwischen der Arbeit und Ihren persönlichen Angelegenheiten kommen Sie wahrscheinlich nicht dazu, genug Schlaf zu bekommen. Es wird empfohlen, dass Sie für eine optimale Erholung mindestens sechs Stunden schlafen. Viele von uns erreichen dieses Ziel jedoch nicht, da sie in einem 24-Stunden-Zyklus nur zwischen zwei Stunden und maximal vier Stunden schlafen!

Wir bekommen nicht genügend Schlaf aufgrund unserer schlechten Schlafgewohnheiten, die unseren Schlaf beeinträchtigen. Um besser und länger zu schlafen, versuchen Sie Folgendes:

- Legen Sie einen Schlafplan fest. Sie werden besser schlafen, wenn Ihre Schlafenszeit vorhersehbar ist. Ihr Körper wird sich darauf einstellen und Sie werden sich mehr ausruhen.
- Nehmen Sie während des Abendessens keine schwere Mahlzeit zu sich. Essen Sie spätestens zwei Stunden vor dem Zubettgehen eine leichte Mahlzeit.
- Körperliche Bewegung ist ein großartiger Schlafindikator. Trainieren Sie drei bis vier Stunden vor dem Schlafengehen.
- Nehmen Sie keine koffeinhaltigen Getränke kurz vor dem Schlafengehen zu sich. Ihr letztes koffeinhaltiges Getränk sollte im Durchschnitt sechs Stunden oder mehr vor dem Schlafengehen eingenommen werden.
- Halten Sie sich vier bis sechs Stunden vor dem Schlafengehen von Alkohol fern. Er wird Ihren Schlaf stören. Selbst wenn Sie nach einem Bier schneller einschlafen können, so wird dieser Schlaf extrem unruhig sein.

Schlafen Sie gut für das emotionale Gleichgewicht. Sie werden erfrischt, ausgeruht und energiegeladen aufwachen. Wenn Ihr Körper dieses Gleichgewicht hat, kann er Stress leichter bewältigen oder abwehren.

Beruhigende Musik

Musik wirkt sehr entspannend und hat die Fähigkeit, Stimmungen positiv zu verändern, indem sie auf unseren Verstand einwirkt, um Stress abzuwenden. Sie wirkt schnell und befreit Sie von Stress und Ängsten. Die beruhigende Wirkung von Musik hat eine ausgeprägte Beziehung zu unseren Emotionen und ist ein effektiver Weg zur Stressbewältigung. Langsame klassische Musik ist äußerst friedlich und hat eine positive Wirkung auf unseren Körper und Geist. Diese Art von Musik hat ihre Vorteile. Sie verlangsamt die Herz- und Pulsfrequenz und reduziert die Produktion von Stresshormonen und den Blutdruck.

Musik fesselt unsere Gedanken und lenkt uns von den Sorgen ab, die in unseren Köpfen herumschwirren. Meistens, wenn Sie gestresst und ängstlich sind, neigt Ihr Verstand dazu, abzuschweifen, was dazu führt, dass Sie an die Dinge denken, die Ihnen mehr Angst machen. Musik wirkt jedoch wie ein Kissen und hilft Ihrem Geist, sich zu entspannen und sich besser zu konzentrieren.

Seit Jahren ist es erwiesen, dass Musik Beschwerden behandelt und die Kohärenz und das Gleichgewicht zwischen Körper und Geist wiederherstellt. Darüber hinaus hat die Forschung festgestellt, dass Musik auf die folgenden Arten therapeutisch wirkt:

- Einige Musikkompositionen können Menschen helfen, indem sie die

Harmonisierung und Kommunikation fördern und ihr Leben verbessern.

- Die Verwendung von Kopfhörern beim Hören von Musik kann Ängste und Stress abbauen, besonders wenn man kurz vor oder nach einer Operation steht.
- Bei extremen Schmerzen oder nach Operationen ist Musik dafür bekannt, dass sie den Schmerz lindert und betäubt.
- Es ist auch bekannt, dass Musik Depressionen lindern und das Selbstwertgefühl älterer Menschen steigern kann.
- Musik wirkt therapeutisch, besonders für Krebspatienten, da sie die Lebensqualität verbessert und emotionale Traumata reduziert.

Musik ist Nahrung für die Seele. Wenn Sie das nächste Mal mit Widrigkeiten konfrontiert sind oder sich durch geistige Müdigkeit oder andere Sorgen niedergeschlagen fühlen, schalten Sie Ihre Lieblingsmusik ein. Genießen Sie die entspannenden und positiven Schwingungen, die durch die Musik erzeugt werden.

Teilen Sie Ihre Probleme mit, indem Sie mit jemandem sprechen

Geteiltes Leid ist halbes Leid. Das Teilen unserer Probleme wirkt therapeutisch und ist eine schnelle Lösung für Stress. Einen Deckel auf sein Leiden zu setzen und es für sich zu behalten, ist eine emotionale Belastung und auf Dauer sehr ungesund. Viele

Menschen sind sehr unabhängig und würden ihre Probleme am liebsten selbst lösen. Es gibt jedoch einen Punkt, an dem es besser ist, mit jemandem über das zu sprechen, was man gerade durchmacht.

Aufgestaute Emotionen und Leiden machen Sie zu einem sehr gestressten und unausgeglichenen Menschen. Wenden Sie sich an jemanden, dem Sie vertrauen - einen Freund oder Verwandten -. Erkennen Sie die große positive Wirkung, die dies auf Sie haben wird. Mit jemandem zu sprechen hat die folgenden Vorteile:

- Das Teilen Ihrer Probleme wird Ihnen helfen, schlechte Emotionen, wie Sorgen, Ängste usw. loszuwerden. Sie werden sich danach besser fühlen, da Sie die emotionale Last losgelassen haben.
- Ihr Schmerz wird reduziert, da Sie jemanden haben, der Ihr Problem versteht und mit Ihnen mitfühlt.
- Lösungen für Ihre Probleme sind leichter zu finden, da Sie vom Hörer bereitwillig beraten werden.
- Durch das Teilen führen Sie ein gesünderes Leben, da Sie die Auswirkungen von emotionalem Stress, der durch aufgestauten emotionalen Aufruhr verursacht wird, negieren.
- Sie werden sich einfach besser und glücklicher fühlen, wenn Sie über das gesprochen haben, was Sie belastet.

Indem wir uns anderen Menschen mitteilen, nehmen wir uns die Last von der Seele und sind emotional gestärkt, entspannt und stärker. Es verhindert auch, dass sich die Situation zu einem viel tieferen Problem wie einer Depression oder einem emotionalen Zusammenbruch ausweitet. Mit einem entspannten und stabileren mentalen Zustand haben Sie die Klarheit und die Kraft, Ihr Problem zu bewältigen und Sie werden sich leicht an die Problemlösung für ein stressfreies Leben machen.

Wenn Sie sich in einer emotional angespannten Lage befinden und sich gestresst fühlen, suchen Sie sich jemanden, mit dem Sie Ihr Problem teilen können und genießen Sie den schnellen Stressabbau, der damit einhergeht.

Sie sollten mehr lachen

Die Vorteile des Lachens bei der Stressbewältigung und für ein gesünderes Leben sind zahlreich. Es ist erwiesen, dass Humor ein mächtiges Werkzeug zum Stressabbau ist. Versuchen Sie, trotz schwieriger Zeiten zu lachen und fröhlich zu sein. Lachen färbt auf andere ab. Wenn Sie also glücklich sind, werden die Menschen um Sie herum es Ihnen gleichtun und Sie werden von Glück und Freude umgeben sein. Ein glückliches Leben ist ein stressfreies Leben.

Lachen verbessert die Sauerstoffaufnahme und stimuliert die Funktion der Körperorgane, wie Herz,

Gehirn und Lunge. Auch Ihre Herzfrequenz wird verbessert, was zu einer besseren Durchblutung und kardiovaskulärem Wohlbefinden führt. Wenn Sie lachend durchs Leben gehen, profitieren Sie von der Entspannung der Muskeln und dem Abbau von Spannungen. Ihre Immunität wird durch die Freisetzung von Stress bekämpfenden Hormonen im Körper verbessert. Alle Schmerzen, die Sie emotional und sogar körperlich erleiden, werden durch das Lachen reduziert, da es die Produktion der natürlichen schmerzstillenden Hormone des Körpers auslöst.

Ein glücklicher Mensch ist ein Magnet, der Menschen anzieht, um das soziale Leben und den emotionalen Zustand zu verbessern. Also, wenn Sie niedergeschlagen sind, lächeln Sie einfach hindurch; Sie werden sich besser fühlen. In jedem Fall werden die Schwierigkeiten bald vorübergehen. Und mit einer positiven und glücklichen Einstellung werden Sie sie überleben. Lachen verhindert giftige, Stress anziehende Gedanken. Es hilft Ihnen, Ihre Sorgen zu vergessen und ermöglicht es Ihnen, sich zu konzentrieren und an den anstehenden Aufgaben zu arbeiten. Seien Sie glücklich und dankbar für die guten Dinge, mit denen Sie gesegnet sind. Denken Sie an sie, wenn Sie gestresst sind. Lächeln Sie, wenn Sie sich zurückerinnern und seien Sie sich eines stressfreien Lebens sicher.

Ein guter Sinn für Humor ist kein Allheilmittel, aber er verbessert mit Sicherheit Ihre Lebenseinstellung, Ihre Gesundheit und Ihr soziales Ansehen. Ein ehrliches und fröhliches Lachen wird Ihnen sehr gut tun. Lachen ist in der Tat die beste Medizin.

Die richtige Ernährung

Nahrung ist der Treibstoff und die Quelle für den Körper, ein integraler Bestandteil unseres allgemeinen Wohlbefindens und guter Gesundheit. Es ist wichtig, dass wir die richtigen Lebensmittel essen und uns ausgewogen ernähren, damit wir gesund bleiben. Ein gesunder Körper ist in der Lage, die Begleiterscheinungen von Stress mit Leichtigkeit abzuwehren.

Essen und Stress sind in einzigartiger Weise miteinander verwoben. Wenn wir mit Widrigkeiten konfrontiert werden, haben manche Menschen ein plötzliches Verlangen nach Essen, während andere ihren Appetit verlieren. Es ist daher notwendig, dass wir die richtigen Lebensmittel kennen, besonders wenn wir unter einer Art von Stress stehen. Wenn wir Stress haben, sehnen wir uns nach Komfortnahrung, wie Fetten und Zucker. Diese Lebensmittel sind nicht gesund und schaden uns und verursachen noch mehr Stress. Um gesund zu bleiben und Stress zu bewältigen, müssen wir Folgendes vermeiden:

- **Verzehr von viel Fast Food.** Es ist ungesund und auf Dauer teurer als selbst zu kochen.
- **Auslassen von Mahlzeiten.** Es ist ein Katalysator für Stress. Wenn Sie Mahlzeiten auslassen, sind Sie wahrscheinlich müde und

weniger gut genährt und damit anfällig für Stress.

- **Das Trinken von zu vielen koffeinhaltigen Getränken.** Dies stört Ihren Schlaf und verweigert Ihnen ausreichende Erholung.
- **Die falschen Nahrungsmittel.** Ernähren Sie sich ausgewogen und widerstehen Sie der Versuchung, zu viel von fett- und zuckerreichen Lebensmitteln zu essen. Diese Lebensmittel führen oft zu Gewichtszunahme und Herz-Kreislauf-Problemen.

Eine schlechte Ernährung wird Sie mit Problemen des hormonellen Ungleichgewichts und Gewichtsproblemen zurücklassen - entweder Verlust von Gewicht oder zu viel Gewinn. Sie werden ein schwaches Immunsystem entwickeln und wahrscheinlich anfällig für Krankheiten sein. Ungesunde Ernährung führt auch zu einem Ungleichgewicht des Blutzuckerspiegels, was zu Diabetes führen kann.

Work-Life-Balance

Sie brauchen Auszeiten von Ihrem Job, um Spaß zu haben und sich mit Dingen zu beschäftigen, die Ihnen Freude und Ihr Blut in Wallung bringen. Die meisten Erwachsenen, die gestresst sind, können die Quelle zu ihrem Arbeitsplatz zurückverfolgen, weil sie viel Zeit im Job verbringen. Es ist daher wichtig, ein Gleichgewicht zwischen der Zeit, die wir mit der Arbeit verbringen und der Zeit für uns selbst herzustellen, um einen gesünderen Lebensstil zu führen.

Bei der Work-Life-Balance geht es darum, Ihre Zeit effektiv und angemessen zwischen der Arbeit und Ihrem Privatleben aufzuteilen. Wenn Sie zulassen, dass die Arbeit den größten Teil Ihrer Zeit in Anspruch nimmt, vernachlässigen Sie Ihre persönlichen Bedürfnisse oder kommen zu kurz, weshalb Sie am Ende gestresst sein werden. Wenn in Ihrem Privatleben alles in Ordnung ist, werden Sie weniger gestresst sein, da Sie sich insgesamt weniger Sorgen machen. Ihr Geist wird nicht durch die Aufteilung zwischen dem, was Sie bei der Arbeit tun müssen und den persönlichen Angelegenheiten, die Ihre Aufmerksamkeit erwarten, beansprucht.

Verbringen Sie Zeit mit Familie und Freunden. Das ist entspannend und gesund für Sie. Wann sind Sie das letzte Mal einfach so Fahrrad gefahren oder einkaufen gegangen? Diese alltäglichen Aktivitäten sind die Grundlage für ein ausgeglichenes, gesundes und stressfreies Leben. Wenn Ihr Privatleben Sie glücklich macht, werden Sie in der Lage sein, dem Druck zu begegnen, der auf Sie zukommt. Nachdem Sie Zeit mit Ihren Lieben verbracht haben, sollten Sie sich Zeit für Dinge nehmen, die Sie selbst befriedigen. Gehen Sie zu einer Massage oder laufen Sie ein paar Runden auf dem Sportplatz in der Nachbarschaft. Engagieren Sie sich ehrenamtlich für einen guten Zweck. Solche Handlungen sind großartig, um Ihr emotionales Wohlbefinden zu steigern.

Wenn Sie eine gesunde Work-Life-Balance anstreben, werden Sie die vielen Vorteile ernten. Persönliche Ernährung und Pflege sind wichtig für die allgemeine Gesundheit. Bringen Sie Ihr Privat- und Berufsleben ins Gleichgewicht, um ein stressfreies, gesundes Leben zu führen, in dem Sie glücklicher und vitaler sind.

Nehmen Sie Stift und Papier zur Hand und schreiben Sie

Eine weitere Technik der Stressbewältigung ist das Schreiben. Es wird besonders gefördert, wenn man extrem gestresst oder deprimiert ist. Das Niederschreiben Ihrer Erfahrungen, Gefühle und Gedanken in einem Tagebuch wirkt therapeutisch für die Genesung und den Abbau von Stress. Das Schreiben wirkt, indem es Ihren Verstand und Ihre Gedanken klärt und es ist eine Form der Therapie in dem Sinne, dass es Sie zwingt, die Ereignisse und Gedanken des Tages auf Papier zu bringen, um Ihnen einen besseren Weg zu geben, das Geschehene zu analysieren und zu verstehen. Es verlangsamt Ihre Herzfrequenz, während Sie sich auf das Schreiben konzentrieren.

Schreiben schärft und stimuliert die Gehirnfunktion und -aktivität, um Ihre geistige Schärfe und Konzentration zu verbessern. Es verbessert außerdem Ihren Wortschatz. Sie sind daher besser gerüstet, um mit stressigen Situationen umzugehen. Wenn Sie regelmäßig schreiben, werden die Stressauslöser in

Ihrem Kopf unterbrochen, so dass Sie sich entspannen und besser schlafen können. Sie stehen gut ausgeruht und energiegeladen auf. Schreiben bekämpft auch Ärger, indem es die Gedanken aus Ihrem Kopf auf den Schreibblock verlagert und Ihnen im Wesentlichen eine Plattform bietet, um sie herauszulassen.

Wenn Sie Ihre Sorgen und Probleme aufschreiben, ist es einfacher, sie zu lösen. Das Schreiben ermöglicht es Ihnen, zu erkennen, was das Problem ist. Eine To-Do-Liste oder ein Zeitplan helfen Ihnen, sich zu konzentrieren und sich zu organisieren. Sie sind in der Lage, im Voraus zu planen, um Last-Minute-Hetze oder Prokrastination zu vermeiden, die nur dazu dienen, Ihr Leben stressig zu machen.

Schreiben stärkt Ihr Immunsystem; durch die Verlangsamung der Atmung können Sie mehr Sauerstoff einatmen, um das Gehirn und das Blut besser zu versorgen, was zu einer schnelleren Heilung und einer verbesserten Fähigkeit zur Bekämpfung von Krankheitserregern führt. Eine bessere Atmung stärkt auch die Lunge, was sich positiv auf die Bekämpfung von Atemwegserkrankungen wie Asthma auswirkt. Um die Vorteile des Schreibens für eine bessere Gesundheit und zum Stressabbau zu nutzen, ist es nicht wichtig, was Sie schreiben. Die Hauptsache ist, dass Sie in der Lage sind, Ihre Gedanken aufzuschreiben und sie zu überprüfen. Sie müssen kein John Grisham sein! Schreiben Sie auf, was Ihnen durch den Kopf geht, denn die heilende Kraft liegt darin, dass Sie die negativen Gedanken, die Sie belasten, herauslassen.

Kapitel 8: Ihre Unsicherheiten sind Geschenke

Jeder Mensch ist in gewisser Art und Weise unsicher; jeder hat seine eigenen Probleme, mit denen er ständig zu tun hat. Jeder geht mit denselben Emotionen anders um. In diesem Kapitel möchte ich Ihnen helfen, Ihre Fehler auf eine andere Art und Weise zu betrachten, damit Sie anfangen können, über sich selbst und Ihre Fehler zu lachen. Wir sind von der Gesellschaft darauf konditioniert worden, auf eine bestimmte Art und Weise auszusehen und wenn wir eben nicht so aussehen, sollen wir uns hässlich fühlen. Sie sollten verstehen, dass selbst die schönsten Menschen auf der Welt in gewisser Hinsicht unsicher sind.

Greg Plitt, ein sehr bekanntes Fitnessmodel, sagte einmal, man solle niemals ein Fitnessmagazin lesen und denken, dass man die Figur des Models auf dem Titelbild erreichen kann. Es ist so gestaltet, dass die Leser sich unsicher fühlen und motiviert werden. Denken Sie immer daran, was Sie in Zeitschriften sehen, ist in der Regel völlig gefälscht. Erkennen Sie, dass Sie sich auf das konzentrieren sollten, was real ist, anstatt nach einem unmöglichen Bild zu greifen. Sie können sich so attraktiv fühlen, wie Sie es für richtig halten.

Die Erkenntnis, dass sich niemand wirklich so sehr um Sie kümmert wie Sie selbst, kann Ihnen mehr Freiheit in Ihrem Leben geben. Wenn Sie nach Hause gehen, denken Sie über die Fehler der anderen nach oder konzentrieren Sie sich auf Ihre eigenen? Die Antwort ist, dass sich jeder Mensch nur darum kümmert, was mit ihm selbst los ist und dass er in dieser Welt des Mangels feststeckt. Sie warten auf den Tag, an dem alles besser wird, aber dieser Tag kommt nur, wenn Sie eine Entscheidung treffen, sich selbst zu lieben und Ihre Fehler anzuerkennen. Ändern Sie, was Ihre Makel für Sie bedeuten. Wenn Ihre Fehler bedeuten, dass Ihr Leben vorbei ist und Sie sich wegen ihnen niemals in die Öffentlichkeit begeben werden, dann stecken Sie gewissermaßen fest. Aber wenn Sie die Bedeutung dessen, was dieser Fehler für Sie selbst bedeutet, ändern, dann ändert sich ihr ganzes Leben.

Auf welcher Ebene auch immer Sie sich gerade in Ihrem Leben befinden, Sie sollten sich selbst lieben und sich selbst so akzeptieren wie Sie sind. Akzeptieren Sie jeden Makel, den Sie haben, denn sowohl alle Stärken als auch alle Schwächen machen Sie zu genau dieser Person, die Sie sind. Viele Menschen warten darauf, dass sich ihr Leben auf magische Art und Weise ändert und sie von Heute auf Morgen ganz plötzlich glücklich sind. Aber es wird sich nichts ändern, solange sie nicht selbst auf eine Veränderung hinarbeiten.

Was auch immer in Ihrem Leben geschieht, Sie können es entweder als positiv oder als negativ auffassen. Die meisten Menschen definieren die Bedeutung nicht bewusst, so dass ihre unbewussten Muster die Oberhand gewinnen. Die meisten Menschen nehmen es sich zu Herzen, was andere über sie denken und solange sie diese Gedankenmuster nicht beenden, halten sie unbewusst für immer daran fest. Wenn Sie wissen, dass Sie eine starke Person sind und jemand Sie als schwach bezeichnet, dann wird Sie das überhaupt nicht beeinflussen. Aber wenn Sie sich das, was jemand über Sie sagt, zu Herzen nehmen, so wird es Sie emotional zerstören.

Lassen Sie niemals die Meinung anderer über Sie zu Ihrer Realität werden, denn das wird Sie nur im Opfermodus halten und Sie werden sich emotional jedem gegenüber verschließen, nur um sich selbst zu schützen. Fangen Sie an zu erkennen, dass Sie die Kontrolle über Ihr haben und fangen Sie an, die Bedeutung Ihrer Fehler zum Positiven zu verändern. Sie müssen sich nicht unsicher fühlen. Jeder Mensch ist zunächst einmal mit sich selbst beschäftigt und daher kümmert sich auch niemand um Ihre Fehler und Schwächen. Allein diese Erkenntnis sollte es Ihnen ermöglichen, frei und unbeschwert zu leben.

Wenn Sie des Weiteren ernsthaft anfangen, mit einem gewissen Grad an Humor über sich selbst zu lachen, so wie andere Menschen über Sie lachen, so haben diese schließlich keine Macht über Sie. Lachen reinigt die Seele; es befreit Ihren Geist und schießt natürliche Endorphine durch Ihren Körper, wodurch Sie sich besser fühlen. Wenn Sie lachen würden, während jemand anders Sie einen Idioten nennt, würden Sie sich nicht darüber aufregen. Aber wenn Sie sich unsicher fühlen, dann würden Sie an dieser Beleidigung wahrscheinlich zerbrechen. Es gibt einen Teil von Ihnen gibt, der einfach nur loslassen und Spaß haben will und das ist Ihr wahres Ich. Sie sind nur von der Gesellschaft darauf konditioniert worden, sich so zu fühlen, wie Sie sich nun einmal fühlen und sich im Leben zurückzuhalten. Gehen Sie raus, seien Sie wild und verrückt und leben Sie Ihr Leben nach Ihren Wünschen.

KAPITEL 9: WIE SIE MIT ABLEHNUNG UMGEHEN UND SOZIALE ÄNGSTE ÜBERWINDEN

"Nimm an, was nützlich ist. Lass weg, was unnütz ist. Und füge das hinzu, was dein Eigenes ist."
-Bruce Lee-

Es ist schier unmöglich, bei jeder Gelegenheit im Leben und zu jedem Menschen „Ja“ zu sagen. Sie werden sich daher unweigerlich dafür entscheiden müssen, hin und wieder bestimmten Menschen gewissermaßen vor den Kopf zu stoßen.

Und da es Ihnen erlaubt ist, bestimmte Dinge sowie auch andere Menschen abzulehnen, die Sie in Ihrem Leben nicht haben wollen, sollten Sie es auch akzeptieren, dass Menschen Sie ablehnen. Stellen Sie sich vor, Sie würden aufgrund einer moralischen Verpflichtung niemals jemanden ablehnen. Dies würde bedeuten, dass sich auch negative und böse Menschen in Ihr Leben einschleichen könnten.

Viele Menschen kümmern sich nicht genug um ihre eigenen Bedürfnisse und vermeiden es somit oftmals, Dinge abzulehnen, die sich nicht wollen. Sie landen schließlich in Karrieren und Beziehungen, mit welchen sie tatsächlich gar nicht zufrieden sind. In ihrem Versuch, alle anderen Menschen zufrieden zu stellen, leben sie schlussendlich eine Lüge, die unweigerlich alle

Beteiligten enttäuscht. Menschen, die nicht wissen, wie man andere zurückweist, sind oft dieselben Menschen, die Zurückweisungen nicht gut verkraften.

Angst oder Ablehnung wird aus Erfahrungen gelernt, die als traumatischer empfunden werden, als sie in Wirklichkeit sind. Ein Mann, der einmal von einer Frau abgelehnt wurde, vermeidet es möglicherweise in Zukunft, jemals wieder mit einer anderen Frau zu sprechen. Als Reaktion darauf erschafft er eine imaginäre Vision der Realität, in der er nicht gut genug für irgendeine Frau ist.

Infolgedessen zieht es ihn oft zu Menschen mit ähnlichen Gedanken. Gemeinsam beklagen sie sich darüber, dass alle Frauen oberflächlich sind und sich niemals für Männer wie sie interessieren würden.

Wann immer sie Menschen mit völlig entgegengesetzten Ansichten der Realität begegnen, ignorieren sie diese. Sie suchen aktiv nach anderen Menschen, die ihren verzerrten Sinn für die Realität bestätigen. Und in dieser Realität ist Ablehnung zu einem negativen, erschreckenden Teil des Lebens geworden, der sie daran hindert, tatsächlich eine echte menschliche Beziehung zu führen.

Menschen, die süchtig nach ihren negativen Gedanken sind, können es nicht ertragen, in der Nähe von positiven Menschen zu sein. Man sieht das immer wieder bei negativen Menschen. Sie jammern darüber, dass die Welt einfach nicht fair ist. Ihre negativen

Mitmenschen werden ihren Verdacht bestätigen, dass sich gierige, oberflächliche Menschen verschwören, um ihr Leben zu ruinieren.

Wenn Sie versuchen, Menschen, die sich im fauligen Dunst der Negativität verlieren, zu erklären, dass es in Wirklichkeit ihre negative Denkweise und nicht ihre körperliche Erscheinung ist, die sie isoliert hält, weigern sie sich, dies zu akzeptieren, egal welche Beweise Sie ihnen vorlegen. Selbst, wenn Sie ihnen Geschichten von anderen Menschen erzählen, die mit Ablehnung konfrontiert wurden und dennoch soziale Fähigkeiten und echtes inneres Vertrauen entwickeln konnten, würde es einfach nicht bei ihnen ankommen. Sie sind zu sehr in ihre Negativität und die falsche Annahme versunken, dass Ablehnung fast schon gleichbedeutend mit dem Tod ist. In Wahrheit können wir jedoch umso mehr leben, je mehr wir zurückgewiesen wurden.

"Ablehnung" ist nur ein Wort. Die damit verbundene Negativität existiert nur in Ihrem Kopf. Ablehnung ist im Leben leider unvermeidlich. Akzeptieren Sie Zurückweisungen, anstatt sich vor ihnen zu verstecken. Das Vermeiden macht letztendlich alles nur noch schlimmer.

Eine gute Übung, um die Angst vor Ablehnung zu überwinden, ist, diese gezielt zu suchen und dann auch zu akzeptieren. Auch wenn es sich für Sie sehr unangenehm anfühlt, akzeptieren Sie es. Sie werden sich darin üben, in Zukunft Menschen und Situationen abzulehnen, die Sie absolut nicht in Ihrem Leben haben wollen. Sie werden ebenso den Mut haben, mehr Risiken einzugehen.

Expositionstherapie

Die Expositionstherapie ist eine wunderbare und anspruchsvolle Form der Behandlung, die Phobien und Ängste verbessern kann. Diese Behandlungsmethode basiert auf der Annahme, dass wir weniger Angst haben, wenn wir uns langsam und kontinuierlich einer angstbesetzten Situation stellen. Bei der schrittweisen Exposition wird eine formale Liste von Aufgaben erstellt, die erledigt werden, um Vertrauen in die Konfrontation mit unseren Ängsten aufzubauen. Die Wiederholung der Expositionsaufgabe hilft uns, uns gegenüber einem beängstigenden Objekt oder Ereignis zu desensibilisieren. Die Expositionstherapie basiert auf der kognitiven Verhaltenstherapie, bei der Betroffene ihre Ängste angehen, indem sie negative Gedankenmuster hinterfragen und ihr Verhalten ändern. Wenn Sie seit Jahren mit Ängsten zu kämpfen haben, könnte die Expositionsarbeit der effektive Ansatz sein, der Ihnen hilft, Ihre Bedürfnisse zu erfüllen.

Angst und Vermeidungsverhalten

Wenn wir Angst erleben, ist unsere natürliche Reaktion, das zu vermeiden, was die Angst auslöst. Wenn Sie zum Beispiel Höhenangst haben, vermeiden Sie es vielleicht, auf Leitern zu steigen oder auf einem

Balkon zu stehen. Wenn Sie Angst vor Achterbahnen haben, meiden Sie vielleicht Vergnügungsparks. Und wenn Sie schließlich mit sozialen Ängsten leben, fühlen Sie sich vielleicht bei der Vorstellung, mit Fremden zu sprechen oder an einer Gruppenarbeit teilzunehmen, verzweifelt.

Wenn unsere Angst ausgelöst wird, sagt sie uns, dass eine Form von unmittelbarer Bedrohung vorliegt. Die sicherste Option ist es, sich von dieser Bedrohung zu entfernen. Vermeidung ist eine effektive Strategie, die viele Jahre lang funktionieren kann. Wenn Ihre Ängste jedoch häufiger auftreten (zum Beispiel öffentliches Reden, Sprechen mit Fremden), wird es schwieriger, diese Ängste ganz zu vermeiden. Irgendwann wird die Konfrontation mit der tatsächlichen Angst zu einer Notwendigkeit und unser Wunsch und unser Bedürfnis, diese Ängste anzugehen, wird stärker.

Wie Vermeidungsverhalten die Dinge komplizierter macht

Wenn wir ängstlich werden, machen wir uns Sorgen, dass etwas Schlimmes passieren wird, wenn wir uns unseren Ängsten tatsächlich stellen. Dieser Glaube ist so stark und unangenehm, dass die Vorstellung, sich unseren Ängsten zu stellen, überwältigend ist. Leider können wir wegen dieser befürchteten negativen Konsequenz Jahre damit verbringen, das ängstliche Objekt oder Ereignis zu meiden. Wir hören also auf diesen problematischen Glaubenssatz, ohne zu prüfen, ob er zutreffend ist oder wahrscheinlich eintreten wird.

Wir vertrauen diesem Glauben, ohne zu prüfen, ob wir Beweise haben, die ihn stützen.

Da sich unsere Angst natürlich besser anfühlt, wenn eine beängstigende oder quälende Bedrohung beseitigt ist, haben wir das Gefühl, diese Situation bewältigt zu haben. Wenn wir jedoch das nächste Mal mit der gleichen Bedrohung konfrontiert werden, kommt die Angst zurück. Wenn wir uns diese Vermeidungsgewohnheiten aneignen, werden unsere Ängste noch stärker. Wir vertrauen nicht mehr darauf, dass wir die Fähigkeiten haben, uns unseren Ängsten zu stellen.

Wenn Sie mit einer Phobie zu kämpfen haben, nehmen Sie sich einen Moment Zeit, um zu überlegen: Was würde passieren, wenn Sie sich dieser Angst tatsächlich stellen würden? Wenn Sie zum Beispiel öffentliches Sprechen nehmen, könnten die problematischen Glaubenssätze sein:

- Andere werden mich auslachen.
- Ich werde einen Fehler machen.
- Ich werde stottern und mich nur schwer artikulieren können.

Basierend auf diesen Überzeugungen könnten Sie beschließen, alle Formen des öffentlichen Sprechens zu vermeiden. Das macht zwar Sinn, hat aber leider zur Folge, dass Sie die Gültigkeit Ihrer Überzeugung nie wirklich überprüfen. Wie wahrscheinlich ist es, dass Sie einen Fehler machen werden? Wenn Sie einen Fehler machen, was passiert dann? Werden Sie wirklich von Ihren Kollegen ausgelacht werden? Manchmal wissen wir nicht genau, was an diesen ängstlichen Konsequenzen so schlimm wäre, aber das Gefühl des Schreckens ist so stark, dass wir es nicht austesten wollen.

Beginn der Expositionstherapie (oder auch: Konfrontationstherapie)

Die Expositionstherapie ist ein schrittweiser und systemischer Ansatz, um uns unseren Ängsten zu stellen. Indem wir uns langsam in Situationen begeben, die uns Angst machen, können wir beginnen, unsere Ängste und unsere problematischen Überzeugungen zu hinterfragen. Wir lernen einzuschätzen, ob unsere gefürchteten Überzeugungen gültig sind. Indem wir schrittweise vorgehen, können wir in einem Tempo beginnen, das sich unangenehm anfühlt, aber zu bewältigen ist. Wenn Sie unabhängig von sozialen Ängsten zum Beispiel Angst vor Spinnen haben, kann Ihre Expositionsaufgabe darin bestehen, sich Bilder von Spinnen anzusehen. Die Aufgabe ist nicht angenehm, aber viel leichter zu bewältigen, als eine Spinne tatsächlich anzufassen oder sich im selben Raum wie eine Spinne aufzuhalten.

Allmähliche Exposition ist unglaublich hilfreich, um unser Vertrauen aufzubauen. Je öfter wir eine Expositionsaufgabe üben, desto leichter wird sie, weil wir lernen, dass diese problematischen Überzeugungen entweder a) nicht vorkommen oder b) nicht so schlimm sind, wie wir anfangs glaubten. Mit einem erhöhten Maß an Vertrauen können wir dann zu einer anspruchsvolleren Expositionsaufgabe übergehen.

Schritt 1: Erstellen einer Expositionsaufgabe

Der erste Schritt, um eine Expositionstherapie zu beginnen, ist die Erstellung einer Liste von Expositionsaufgaben. Ein Therapeut kann Sie dabei unterstützen, eine Liste zu erstellen, in der Sie alle angstauslösenden und vermeidenden Szenarien im Zusammenhang mit diesem einen Thema berücksichtigen. Diese Liste kann sehr umfangreich sein und es wird empfohlen, dass sie mindestens 15 Expositionsaufgaben enthält, um genügend abwechslungsreiche Szenarien zu bieten, damit Sie Ihr Selbstvertrauen aufbauen können. Zum Beispiel kann Ihre Angst vor öffentlichem Reden Expositionsaufgaben wie folgt beinhalten:

- Eine lange Präsentation halten (10 min+).
- Eine kurze Präsentation halten (5 min+).
- Sich einer fremden Person vorstellen.
- Sprechen in kleinen Gruppen.
- Mit Fremden unter vier Augen sprechen.
- Gespräche mit Autoritätspersonen führen (zum Beispiel Chef, Lehrer).
- Blickkontakt aufrechterhalten.

Schritt 2: Bewertung des Distress-Levels

Der Therapeut und der Betroffene gehen dann die erstellte Liste der Expositionsaufgaben durch und bewerten, wie unangenehm, belastend oder vermeidend die Aufgabe erscheint. Dies ist ein subjektiver Wert und der Distress-Level hängt davon ab, wie der Betroffene die Situation wahrnimmt. Diese Aufgaben werden dann vom höchsten zum niedrigsten Distress-Level geordnet, um eine Expositionshierarchie zu erstellen.

Zum Beispiel: Wie belastend ist die Aufgabe?

- Eine lange Präsentation halten (10 min+) 100 %
- Eine kurze Präsentation halten (5 min+) 90 %
- Mich bei fremden Personen vorstellen 80 %
- Sprechen in kleinen Gruppen 80 %
- Mit Fremden unter vier Augen sprechen 75 %
- Gespräche mit Autoritätspersonen führen (Chef, Lehrer) 60 %
- Blickkontakt aufrechterhalten 40 %

Schritt 3: Allmähliche Exposition

Dies ist der schwierigste Schritt der Expositionstherapie. Nachdem wir nun eine Liste von Expositionsaufgaben erstellt haben, wollen wir mit der eigentlichen Verhaltensarbeit beginnen. Das allgemeine Prinzip der Expositionstherapie ist es, mit Aufgaben zu beginnen, die leicht belastend sind (im Bereich von 30-50 %). Auf diese Weise beginnen wir mit Aufgaben, die herausfordernd, aber nicht so überwältigend sind, dass die Person aufgeben möchte oder überfordert ist.

Wenn Sie mit der Expositionstherapie beginnen, ist es am besten, eine Aufgabe so oft zu wiederholen, dass der Leidensdruck sinkt. Sie können die Aufgabe beenden, wenn Sie entweder an einem Punkt der Gewöhnung (Sie haben sich daran gewöhnt) oder an einem Punkt der Extinktion (der Stresswert liegt bei 0 % und die Aufgabe stört Sie nicht) angelangt sind. Wenn einer dieser beiden Faktoren eintritt, können Sie zur nächsten Aufgabe in Ihrer Expositionshierarchie übergehen.

Einige Überlegungen, die Sie bei der Expositionsarbeit anstellen sollten

Stellen Sie sicher, dass Sie sich tatsächlich auf die angstbesetzte Erfahrung konzentrieren. Wenn Ihre Expositionsaufgabe darin besteht, eine fremde Person anzusprechen, aber im Hintergrund Musik läuft, die Sie ablenkt, hindert Sie das daran, die Arbeit wirklich zu tun. Es geht darum, zu üben, in diesem Zustand der Angst zu sein, ohne irgendeine Form der Vermeidung, so dass Sie Ihre eigenen Fähigkeiten und Fertigkeiten erkennen können, mit der Situation umzugehen. Das ist auch ein Teil des Grundes, warum wir bei der Expositionsarbeit mit einer leichteren Aufgabe beginnen.

Wer ist bei Ihnen? Sind Sie in der Lage, die Aufgabe allein zu bewältigen oder haben Sie immer jemanden in der Nähe? Am Anfang ist es in Ordnung, eine Expositionsaufgabe mit einer anderen Person zu üben. Es ist jedoch wichtig, eine Aufgabe alleine auszuprobieren, damit Sie Vertrauen in Ihre Fähigkeit, die Situation zu bewältigen, gewinnen können.
Versuchen Sie, die Dauer des Übens von Expositionsaufgaben zu wechseln. Am Anfang ist es in Ordnung, mit einer kleinen Zeitspanne zu beginnen, aber im Laufe der Tage sollten Sie sehen, ob Sie die Zeitspanne, in der Sie die Arbeit machen, verlängern können.

Schritt 4: Nachverfolgung mithilfe eines Expositionsprotokolls
Während Sie diese Expositionsaufgaben durchführen, ist es wichtig, dass Sie Ihren Stresspegel im Auge behalten. Ändert er sich mit der Zeit? Wenn nicht, ist es wichtig, dass Sie Ihren Therapeuten darüber informieren, damit Sie das Problem gemeinsam lösen können, zum Beispiel indem Sie zusätzliche Schritte schaffen, um eine Brücke zwischen einer Aufgabe, die zu bewältigen ist, und einer überwältigenden Aufgabe zu schlagen. Das Verfolgen Ihres Stresslevels ist auch ein guter Marker, der Ihnen sagt, wann Sie bereit sind, auf Ihrer Belastungsliste zu einer Aufgabe überzugehen, die etwas schwieriger ist. Ihr Endziel ist es, sich Ihrer Angst in einer Vielzahl von Umgebungen zu stellen.

Wie immer gilt, dass jeder Mensch seine eigenen spezifischen und einzigartigen Bedürfnisse hat.

Kapitel 10: Mit Achtsamkeit zu einem unbeschwerten Leben

Wenn Sie zu der Sorte Mensch gehören, die über die neuesten „Mind-Body-Wellness"-Begriffe und Trends auf dem Laufenden ist, dann haben Sie sicher auch schon einmal von Achtsamkeit gehört. Sie ist zu einer so großen Bewegung geworden, so dass sogar multinationale Unternehmen wie Google die Praxis der Achtsamkeit unter ihren Mitarbeitern fördern, da sie hilft, die Produktivität und das allgemeine Wohlbefinden zu steigern.

In diesem speziellen Kapitel werden Sie über Achtsamkeit lesen, wie sie im alten Buddhismus definiert wird, von ihren modernen, säkularen Befürwortern und wie sie sich auf soziale Ängste bezieht.

Was Achtsamkeit im Allgemeinen bedeutet

Achtsamkeit ist definiert als die Eigenschaft, den Erfahrungen des gegenwärtigen Augenblicks bewusst volle Aufmerksamkeit zu schenken. Diese Erfahrungen umfassen sowohl das, was in Ihnen geschieht (wie zum Beispiel Ihr Atem, Ihre Gedanken usw.), als auch das, was um Sie herum geschieht (oder die Sehenswürdigkeiten, Geräusche, Gerüche usw. in Ihrer Umgebung). Formelle Achtsamkeitspraxis beinhaltet

Meditation, die hilft, den Geist zu trainieren, um schließlich achtsamer zu werden. Informelle Achtsamkeitspraxis hingegen ist eine Praxis, bei der eine Person ihre volle Aufmerksamkeit auf das richtet, was sie in diesem Moment tut, zum Beispiel während sie spazieren geht, isst, das Geschirr wäscht usw.

Leider sind sich viele Menschen immer noch nicht sicher, was Achtsamkeit wirklich bedeutet. Manche halten es für langweilig und sinnlos, andere denken, es sei nur eine weitere Modeerscheinung. Achtsamkeit ist jedoch kein neues Konzept, sondern eines, das schon seit fast 3.000 Jahren von den alten Buddhisten praktiziert wird, um Klarheit und tiefe Konzentration während der Meditation zu erreichen.

Achtsamkeit im alten Buddhismus

Der Begriff Achtsamkeit selbst stammt von dem Wort „sati" (was wörtlich „Erinnerung" bedeutet) aus der alten Prakrit-Sprache Pali, der Schrift- und Liturgiesprache des Theravada-Buddhismus. Der Gelehrte Thomas William Rhys Davids war der erste, der diesen Begriff prägte und erklärte, dass er sich auf das buddhistische Prinzip der ständigen Aufrechterhaltung der Geistesgegenwart bezieht.

Der Grund, warum Buddhisten Achtsamkeit praktizieren, ist, dass sie sie als Gegenmittel zu Verblendung, Gier und Hass betrachten. Durch Achtsamkeit werden ihre Wahrnehmung und ihr Verständnis dessen, was vor sich geht, klarer. Das liegt daran, dass die alten Buddhisten glauben, dass der Körper und der Geist aus den „Fünf Aggregaten" (oder khandhas, in Pali) bestehen, die wie folgt lauten: materielle Form, Gefühle, Wahrnehmungen, Wille und sensorisches Bewusstsein.

- Das erste Aggregat, die materielle Form, besteht aus den physischen Bestandteilen des Körpers (also den Organen) sowie aller äußeren Materie, die sich unaufhörlich zum und vom Körper bewegt (wie zum Beispiel die Luft, die wir atmen).
- Das zweite Aggregat, Gefühle, umfasst alle Emotionen, ob neutral, angenehm oder unangenehm.
- Der dritte Bereich, Wahrnehmungen, wird als das Bewusstsein für die verschiedenen Merkmale – Farben, Texturen, Formen usw. – des wahrgenommenen Objekts beschrieben.
- Das vierte Aggregat, der Wille, ist definiert als das verbale, psychologische und physische Verhalten, für das sich die Person unter dem Einfluss der ersten drei Aggregate entscheidet.
- Das fünfte und letzte Aggregat, das sensorische Bewusstsein, ist die Summe aller vorherigen Aggregate. Es ist die Art und Weise, wie die Person den Gedanken, der in ihrem Geist auftaucht, oder den Input, der von einem ihrer fünf Sinne (Sehen, Hören, Schmecken, Riechen und Tasten) wahrgenommen wird, versteht. Das sensorische Bewusstsein einer Person wird stark von ihren Erinnerungen an

frühere Erfahrungen sowie von konditionierten Einstellungen gegenüber dem Objekt beeinflusst.

Nach buddhistischer Auffassung löst ein mangelndes Verständnis der Fünf Aggregate Leiden, Schmerz und Unzufriedenheit aus, weil es eine Person dazu bringt, sich an Dinge zu klammern, die nicht dauerhaft sind. Das liegt daran, dass die Buddhisten glauben, dass die Fünf Aggregate von Augenblick zu Augenblick entstehen und vergehen und daher unbeständig sind. In alten buddhistischen Texten heißt es sogar, dass der Buddha die Materie mit Schaum verglich, die Gefühle mit Blasen, die Wahrnehmungen mit Trugbildern, den Willen mit dem Stamm einer Wegerichpflanze (der wächst und dann verrottet) und das Sinnesbewusstsein mit einer Illusion.

Jetzt denken Sie vielleicht, dass all diese buddhistischen Überzeugungen ziemlich weit hergeholt klingen. Sie ergeben jedoch alle sehr viel Sinn, wenn Sie die Fünf Aggregate mit sozialer Angst vergleichen, insbesondere mit Ihren angstauslösenden Gedanken und Einstellungen gegenüber einer bestimmten sozialen Situation. Die ersten beiden Aggregate repräsentieren die körperlichen und emotionalen Symptome der Angst. Das dritte Aggregat würde sich darauf beziehen, wie Sie die gegebene soziale Situation wahrnehmen. Das vierte Aggregat stellt das Verhalten dar, mit dem Sie auf Ihre soziale Angst reagieren würden, zum Beispiel indem Sie die soziale Situation meiden. Schließlich würde Ihr sensorisches Bewusstsein Sie dazu bringen, zu glauben, dass Sie soziale Angst haben und immer haben werden, obwohl das nicht stimmt.

Auf der anderen Seite, wenn ein Buddhist sich entscheidet, Achtsamkeit, Meditation und den Edlen Achtfachen Pfad, wie er vom Buddha gelehrt wurde, zu praktizieren, wäre er oder sie in der Lage, sich von den Fünf Aggregaten zu lösen. Im Zusammenhang mit sozialer Angst bedeutet dies, dass Sie Ihr soziales Bewusstsein nicht mehr mit sozialer Angst assoziieren, wenn Sie achtsamer werden, was Ihre körperliche und emotionale Reaktion, Ihre Wahrnehmung und Ihr Verhalten gegenüber der gegebenen sozialen Situation angeht. Kurz gesagt, Sie würden akzeptieren, dass alle Sinneserfahrungen, Gefühle und Gedanken unbeständig sind.

Moderne Achtsamkeit für die psychische Gesundheit

Heutzutage kann sie jeder praktizieren, unabhängig davon, ob er oder sie an die buddhistische Lehre glaubt oder nicht. Sogar die westliche Medizin fördert die Praxis der Achtsamkeit als eine Form der ergänzenden Therapie für diejenigen, die mit chronischen Schmerzen und psychischen Krankheiten wie Depressionen zu tun haben. Die Psychologen John M. Haynes und Greg Feldman erklären, dass Achtsamkeit eine Technik ist, die einer Person helfen kann, die Strategie der Emotionsvermeidung und des emotionalen Überengagements zu überwinden, die beide zu psychischen Störungen führen können.

Darüber hinaus erkennen klinische Psychologen ein Zwei-Komponenten-Achtsamkeitsmodell an, um die Rolle der Achtsamkeit bei der Überwindung einer psychischen Störung zu erklären. Die erste Komponente beinhaltet, dass die Person ihre eigene Aufmerksamkeit so reguliert, dass sie sich auf die "unmittelbare Erfahrung" konzentriert (was im gegenwärtigen Moment vor sich geht, einschließlich der eigenen Gedanken, Gefühle und Empfindungen). Die zweite Komponente beinhaltet, dass die Person eine Haltung der Akzeptanz, Offenheit und Neugierde gegenüber dieser unmittelbaren Erfahrung einnimmt. Psychologen weisen auch ausdrücklich darauf hin, dass man nicht versuchen sollte, einen bestimmten Zustand, wie zum Beispiel Entspannung, zu erreichen, da es kein Endziel für Achtsamkeit geben sollte.

Die achtsamkeitsbasierte kognitive Therapie ist eine solche Art der psychologischen Therapie, die Achtsamkeit als Mittel zur Vorbeugung von Rückfällen bei Angststörungen und anderen Formen der Depression einsetzt. Sie basiert auf der Theorie, dass bei Menschen, bei denen eine Depression diagnostiziert wurde, die Wahrscheinlichkeit eines Rückfalls aufgrund von automatischen negativen Gedanken besteht. Aus diesem Grund ist die achtsamkeitsbasierte kognitive Therapie darauf ausgerichtet, der Person zu helfen, sich ihrer Gedanken und Gefühle voll bewusst zu werden und sie zu akzeptieren, ohne an ihnen festzuhalten oder auf sie zu reagieren. Anstatt auf diese negativen Gedanken zu reagieren, würde er oder sie also reflektierter mit ihnen umgehen. Mehrere Studien, darunter eine, die 2004 im „Journal of Consulting and Clinical Psychology" veröffentlicht wurde, belegen die Wirksamkeit der achtsamkeitsbasierten kognitiven Therapie bei der Reduzierung von Rückfällen um etwa 50 % (bei Personen, die mindestens drei Episoden einer Depression erlebt haben).

Die Akzeptanz- und Commitmenttherapie ist ein weiterer psychologischer Therapieansatz, der Achtsamkeitstechniken anwendet, um Menschen dabei zu helfen, mit dem gegenwärtigen Moment in Einklang zu kommen, um unangenehmen Gefühlen gegenüber offener zu sein, um nicht überzureagieren oder sie zu vermeiden.

Die Akzeptanz- und Commitmenttherapie hat sechs Prinzipien, die darauf abzielen, anderen zu helfen, "psychologisch flexibler" zu werden. Diese Prinzipien lauten wie folgt:

- Kognitive Defusion, d. h. das Erlernen von Strategien zur Minimierung der eigenen Tendenz, Emotionen, Gedanken, Erinnerungen und Bilder zu verdinglichen.
- Akzeptanz, d. h. Gedanken entstehen und vergehen zu lassen, ohne sich mit ihnen auseinanderzusetzen.
- Kontakt mit dem gegenwärtigen Moment, d. h. sich mit Neugier und Offenheit des Hier und Jetzt bewusst zu werden.
- Beobachten des Selbst, das auf das "transzendente Selbstgefühl" oder den

unveränderlichen, kontinuierlichen Strom des Bewusstseins zugreift.
- Werte, bei denen es darum geht, die Kernwerte oder das, was für das eigene "wahre Selbst" am wichtigsten ist, zu entdecken.
- Engagiertes Handeln, d. h. sich Ziele zu setzen, die auf den Werten des eigenen wahren Selbst basieren und dann darauf hinzuarbeiten, sie zu erreichen.

Laut Psychotherapeuten, die die Akzeptanz- und Commitmenttherapie anwenden, werden viele Probleme - einschließlich sozialer Ängste - durch vier Konzepte ausgelöst, die da wären: Verschmelzung mit den eigenen Gedanken, Bewertung des Erlebens, Vermeidung des Erlebens und Begründung des eigenen Verhaltens. Sie verwenden das Akronym FEAR, um den Menschen zu helfen, sich an diese Auslöser zu erinnern. Um sie zu überwinden, muss man die Akzeptanz- und Commitmenttherapie anwenden, oder besser gesagt: Die eigenen Reaktionen akzeptieren und präsent sein, sich für eine wertschätzende Richtung entscheiden und aktiv werden.

Neben diesen beiden modernen Achtsamkeitsansätzen zur Bekämpfung psychischer Probleme wie sozialer Ängste bieten Psychiater viele weitere Optionen an. Sie können mit einer vertrauenswürdigen medizinischen Fachkraft über sie sprechen, damit Sie wissen, welche am besten zu Ihnen passt.

Nun, da Sie mit dem Konzept der Achtsamkeit in Bezug auf soziale Ängste besser vertraut sind, können Sie davon ausgehen, dass Sie ein klareres Bild davon haben, wie es Ihnen helfen kann, Ihr Problem zu überwinden.

Kapitel 11: Achtsamkeitsstrategien zur Überwindung von Ängsten

Achtsamkeit wird viel einfacher, wenn Sie ein tieferes Verständnis für Ihre eigenen Denkprozesse gewinnen. Dies kann erreicht werden, indem Sie Ihr Wissen und Ihre Erfahrungen darüber erweitern, wie der Geist im Allgemeinen funktioniert.

Im Laufe der Jahre konnten Experten für psychische Gesundheit ein umfangreiches Wissen über die Denkmuster sozial ängstlicher Menschen erforschen und sammeln. In ihren Studien konnten sie die gemeinsamen Gründe für angstausgelöste Gedanken und Verhaltensweisen herausfinden. Dieses Kapitel wird Ihnen diese Gemeinsamkeiten aufzeigen, damit Sie darüber nachdenken können, ob Sie diese auch selbst erleben.

Wenn Sie zum Beispiel glauben, dass die anderen Leute auf einer Party Sie dafür verurteilen werden, dass Sie nicht finanziell stabil sind oder schöne, teure Kleidung tragen, dann ist es nur natürlich, dass Sie sich ängstlich fühlen.

Die meiste Zeit jedoch basieren unsere Gedanken und Überzeugungen darauf, was in irgendeiner Situation passieren würde, und nicht auf der Realität. Wir neigen sogar dazu, sie mit unseren negativen Denkmustern zu übertreiben, obwohl wir wissen, dass nichts Gutes dabei herauskommen wird.

Wenn Sie Schwierigkeiten haben, Ihre eigenen negativen Gedankenmuster zu identifizieren, die Ihre sozialen Ängste auslösen, dann können Sie die folgende Achtsamkeitsstrategie anwenden, um sie ans Licht zu bringen. Sie können entweder einen Stift und Papier oder ein Tonaufnahmegerät verwenden, um Ihre Antworten auf die folgenden selbstreflektierenden Fragen zu notieren. Danach können Sie Ihre Antworten lesen oder anhören, um mehr darüber zu erfahren, wie Ihr Geist in Zeiten sozialer Ängste funktioniert.

Hier sind die zu befolgenden Schritte:

Schritt 1: Finden Sie einen ruhigen, sicheren und bequemen Ort, an dem Sie einige Zeit allein verbringen können, ohne dass Sie jemand stört. Sobald Sie dort sind, suchen Sie sich einen schönen Platz, an dem Sie schreiben oder Ihre Gedanken in Worte fassen können.

Schritt 2: Beginnen Sie damit, an eine soziale Situation zu denken, in der Sie sich ängstlich fühlen. Wenn Sie möchten, können Sie die Augen schließen und sich alle verschiedenen Elemente dieser Situation vor Augen führen, von den Sehenswürdigkeiten über die Geräusche bis hin zu den Gerüchen und der gesamten Atmosphäre.

Schritt 3: Wenn Sie beginnen, die vertrauten, wenn auch milderen, körperlichen und emotionalen Symptome der Angst zu spüren, die durch die Vision ausgelöst werden, achten Sie darauf, wie Sie auf die Situation reagieren. Werden Sie sich jedes Symptomes, das auftritt, voll bewusst. Versuchen Sie nicht, über die Symptome zu urteilen oder zu viel über sie nachzudenken, sondern nehmen Sie sie einfach zur Kenntnis. Wenn Sie zum Beispiel bemerken, dass Ihr Herz schneller schlägt, sagen Sie "Mein Herz schlägt gerade schneller".

Nachdem Sie alle Symptome erkannt haben, können Sie sich diese notieren, bevor Sie zum nächsten Schritt übergehen.

Schritt 4: Fragen Sie sich nun: "Was macht mir an dieser sozialen Situation Angst?". Bestätigen Sie jeden einzelnen Gedanken im Kopf als Antwort auf diese Frage. Sie können sie laut in Ihr Aufnahmegerät sprechen oder auf ein Blatt Papier schreiben.

Schritt 5: Gehen Sie zur nächsten Frage über, die lautet: "Was könnte die andere Person oder die anderen Personen in der Situation über mich denken?". Halten Sie auch hier Ihre Reaktion fest.

Schritt 6: Fragen Sie sich: "Ist es so wichtig, dass die anderen Personen positiv über mich denken? Warum ist es so wichtig?". Notieren Sie sich Ihre Antwort.

Schritt 7: Fragen Sie sich "Wie werde ich mich in dieser gegebenen Situation verhalten oder reagieren? Werde ich sie vermeiden oder nicht? Warum ist das meine Reaktion?". Fragen Sie sich danach: "Was sind meine Erwartungen an diese soziale Situation? Warum denke ich, dass diese negative Sache passieren wird?". Notieren Sie alle Ihre Antworten.

Schritt 8: Überlegen Sie sich die Situation, in der Ihre negativen Erwartungen an die soziale Situation eintreten würden. Fragen Sie sich dann: "Was werde ich tun, wenn das, was ich in der sozialen Situation erwarte, tatsächlich eintritt? Was wird dann als nächstes passieren?". Notieren Sie sich Ihre Antwort auf diese Fragen sowie alle anderen Überzeugungen oder Gedanken, die Ihre Angst verstärken.

Nachdem Sie diese Übung durchgeführt haben, gönnen Sie sich zunächst etwas Zeit, um sich zu entspannen und die Dinge zu genießen, die Ihnen Freude bereiten, bevor Sie Ihre Antworten überprüfen. Das wird Sie erfrischen und Ihnen helfen, Ihre Antworten objektiver und achtsamer anzugehen.

Achten Sie darauf, Ihre Antworten nicht zu kritisieren oder darüber nachzudenken, ob sie übertrieben sind oder nicht, während Sie sie lesen oder anhören. Vielmehr sind sie einfach dazu da, Ihnen zu helfen, sich Ihrer eigenen Gedanken und Gefühle bewusster zu werden, insbesondere derer, die mit Ihrer sozialen Angst zusammenhängen. Es ist auch wichtig, sich daran zu erinnern, dass Sie viel mehr sind als diese ängstlichen Gedanken und Gefühle und dass Sie sich jederzeit ändern können, wenn Sie es wollen.

Wenn Sie sich Ihres angstauslösenden Verhaltens bewusst werden, folgt auf die Angst in der Regel der Wunsch, darauf zu reagieren, um die Intensität der Angst zu verringern. Es gibt zwar Hunderte, wenn nicht Tausende von Möglichkeiten, wie Sie sich als Reaktion auf soziale Ängste verhalten können, aber Experten für psychische Gesundheit haben drei häufige Arten von angstauslösenden Verhaltensweisen identifiziert, die im Folgenden beschrieben werden.

Vielleicht möchten Sie, nachdem Sie jeden Typ durchgelesen haben, auch darüber nachdenken, ob Sie sich mit einem oder mehreren von ihnen identifizieren können. Deshalb sollten Sie Stift und Papier bereithalten, um Ihre Gedanken zu notieren.

Umgehung

Die häufigste Verhaltensreaktion auf soziale Angst ist, die Situation zu vermeiden. Das Vermeiden der sozialen Situation mag Ihnen sofortige Erleichterung verschaffen, aber es wird Ihre Angst niemals beseitigen.

Hier sind einige gängige Beispiele für Vermeidungen:

- Wenn das Telefon klingelt und Sie es mit einem Kissen dämpfen oder es auf lautlos stellen, nachdem es aufgehört hat.

- Wenn Sie Angebote ablehnen, ein Interview zu geben oder einen Bericht zu präsentieren.
- Wenn Sie Ausreden erfinden, um die Teilnahme an einem gesellschaftlichen Ereignis zu vermeiden.
- Wenn Sie absichtlich eine andere, wenn auch weniger bequeme Route zu einem Ziel wählen, um eine bestimmte Person oder Personengruppe zu vermeiden.

Haben Sie schon einmal bestimmte soziale Situationen aufgrund Ihrer Ängste vermieden? Blättern Sie durch Ihre Notizen und denken Sie an andere Situationen, die Sie in der Vergangenheit vermieden haben, sowie an Ihre Gründe, dies zu tun.

Ständige Rückversicherung

Der starke Wunsch, auf eine bestimmte Art und Weise vor anderen Menschen zu erscheinen, ist bei vielen Menschen mit sozialen Ängsten verbreitet. Daher suchen sie ständig nach Rückversicherung, um sicherzustellen, dass sie diese Qualitäten noch haben.

Im Folgenden werden einige Beispiele für die ständige Suche nach Beruhigung beschrieben:

- Wenn Sie Ihren Freund oder Partner fragen, ob Sie dick, unattraktiv usw. sind.
- Wenn Sie ständig in den Spiegel schauen, um sicherzustellen, dass Ihre Haare, Ihr Outfit, Ihre Kleidung usw. perfekt sind.

- Wenn Sie zu viele Bilder von sich selbst online stellen und dann prüfen, ob sie jemand gut findet (zum Beispiel wie viele "Likes" es auf Facebook bekommt usw.).

Es ist zwar nichts Falsches daran, hin und wieder Bestätigung zu suchen, aber das Selbstvertrauen von sozial ängstlichen Menschen in einer bestimmten Situation hängt zu sehr davon ab. Das Problem liegt in ihrem Glauben, dass etwas mit ihnen nicht stimmt, wenn sie solche Qualitäten nicht haben. Außerdem werden dadurch angstauslösende Gedanken negativ unterstützt, wie zum Beispiel die Sorge, wie andere Menschen sie sehen oder über sie denken.

Außerdem könnten ihre Altersgenossen und ihre Familie davon erschöpft sein, sie ständig beruhigen zu müssen, zumal sie gezwungen sind, Urteile zu fällen.

Es kann schwierig sein, zu erkennen, ob Sie ständig Bestätigung suchen, besonders wenn Sie sich dessen nicht bewusst waren. Sie können jedoch damit beginnen, Ihre Gedankenmuster bewusster zu beobachten, so dass Sie auf Anzeichen dieses Abwehrmechanismus für soziale Ängste achten können. Sie können auch über bestimmte Situationen nachdenken, in denen Sie zu dieser Taktik gegriffen haben und dann versuchen, die zugrunde liegenden Gründe für dieses Verhalten zu berücksichtigen.

Überkompensation liegt vor, wenn ein Mensch mit sozialer Angst glaubt, er hätte bestimmte Mängel.

Wenn er versucht, seine Mängel zu verstecken, auch wenn die meiste Zeit diese Mängel rein durch seine Fantasie wahrgenommen werden.

Schauen Sie sich die folgenden situativen Beispiele für Überkompensation an:

- Übermäßiges Vorbereiten auf einen Bericht oder eine Präsentation, zum Beispiel durch wortwörtliches Auswendiglernen, obwohl dies nicht notwendig ist.
- Üben, was Sie bei einem zukünftigen Gespräch bei einem Date oder einem Freund fragen und wie Sie antworten können.
- Sie versuchen so sehr, unterhaltsam, charmant usw. zu sein, obwohl Sie sich dabei unwohl und unnatürlich fühlen, weil Sie fürchten, die Leute würden Sie für langweilig halten.
- Zu viel Make-up auftragen, auffällige Kleidung tragen usw., um ein körperliches Merkmal zu verbergen, bei welchem Sie unsicher sind.

Genau wie der ständige, nach Bestätigung suchende Verteidigungsmechanismus kann die Überkompensation schwer zu erkennen sein, besonders wenn Sie sich selbst davon überzeugt haben, dass ein solches Verhalten einfach ein Teil Ihrer Identität ist. Wenn Sie jedoch darauf achten, wie Sie sich wirklich fühlen und was Sie wirklich über diese Verhaltensweisen denken, können Sie Ihre Unsicherheiten überwinden und wirklich selbstbewusst werden.

Jetzt, wo Sie besser verstehen, wie Ihr Verstand funktioniert, ist der nächste Schritt für Sie, eine Reihe von Schritten zu schaffen, um achtsam auf Ihre sozialen Ängste zu reagieren.

Zwar kann niemand wirklich vorhersagen oder kontrollieren, welche Gedanken in unserem Kopf auftauchen, aber wir haben die Macht, sie zu hinterfragen und zu interpretieren. Indem Sie Ihre ängstlichen Gedanken auf eine neugierige, mitfühlende und offene Weise interpretieren, können Sie Ihre Flucht- oder Kampfreaktion auf eine bestimmte soziale Situation umprogrammieren.

Annahmen erkennen und loslassen

Falsche Annahmen können Ihr Selbstwertgefühl schnell auffressen, es sei denn, Sie fangen sie auf, wenn sie Ihnen in den Sinn kommen. Es ist jedoch schwierig, aus den Annahmen herauszukommen, wenn sie einmal da sind. Der bessere Weg ist also, sich mit dem Wissen und der Achtsamkeit auszustatten, um sie zu verhindern oder ihnen auf gesunde Weise entgegenzuwirken. Sozial ängstliche Menschen erleben vier Haupttypen von Annahmen, nämlich Überbewertung, Personalisierung, Katastrophisierung und Schwarz-Weiß-Mentalität. Lesen Sie sich jeden Typ durch und überlegen Sie dann, ob Ihre ängstlichen Gedanken unter einen dieser Typen fallen.

Überbewertung: Von Überbewertung spricht man, wenn Sie eine Annahme treffen, dass etwas mit hoher Wahrscheinlichkeit eintreten wird oder dass das, was Sie denken, was die andere Person denkt, höchstwahrscheinlich wahr ist.

Zum Beispiel könnte jemand, der Angst davor hat, neue Leute zu treffen, annehmen, dass er oder sie auf der nächsten Party einen schlechten Eindruck machen wird. Ein anderes Beispiel ist, wenn eine sozial ängstliche Person, die sich selbst nicht für attraktiv genug hält, annehmen würde, dass die Leute auf der Party sie unattraktiv finden würden.

Hier finden Sie Beispiele für Überbewertungen:

- Jetzt, wo mein Partner mich verlassen hat, werde ich sicher allein und deprimiert sterben.
- Meine Familie hält mich für eine Enttäuschung.
- Mein Freund hat nur Mitleid mit mir, weil ich keinen guten Job finden konnte.

Personalisierung: Diese Art der Annahme liegt vor, wenn Sie eine negative Situation persönlich nehmen, indem Sie glauben, dass es Ihre Schuld sei, obwohl es in Wirklichkeit viele andere Faktoren geben könnte, die dazu beitragen.

Wenn Sie zum Beispiel sehen, dass einige Leute während Ihrer Rede einschlafen, würden Sie sofort annehmen, dass Sie kein guter Redner sind. Es ist jedoch auch möglich, dass das Thema an sich nicht besonders interessant für die Zuhörer war. Oder es könnte an der Tageszeit liegen, wenn die Rede zum Beispiel spät abends oder früh morgens stattfindet.

Hier finden Sie Beispiele für Personalisierungen:

- Nachdem wir uns nur ein paar Minuten unterhalten hatten, verabschiedete sich meine neue Kollegin aus dem Gespräch. Ich schätze, das macht mich zu einer ziemlich langweiligen Gesprächspartnerin.
- Meine Sitznachbarin sieht aufgewühlt aus. Sie muss wirklich sauer auf mich sein, weil ich neben ihr sitze.
- Der Typ auf der anderen Seite des Raumes starrt mich an. Er muss gerade von meinem Outfit angewidert sein.

Katastrophisieren: Dies ist die Annahme, dass in einer sozialen Situation etwas Schreckliches passieren wird. Während wir alle von Zeit zu Zeit unglückliche Vorfälle in sozialen Situationen erleben, wie zum Beispiel uns vor anderen zu blamieren oder irgendeine Art von Fauxpas zu begehen, können einige von uns es einfach achselzuckend wegstecken.

Hier sind einige Beispielaussagen für das Katastrophisieren:

- Es wäre eine Katastrophe, wenn ich auf der Bühne falsch singen würde.

- Ich kann mir nicht vorstellen, wie schrecklich es wäre, wenn sie beim Klassentreffen sehen, wie schlecht meine Haut ist.
- Ich werde mich nur lächerlich machen, wenn ich mich freiwillig melde, da bin ich mir sicher!

Schwarz-Weiß-Mentalität: Diese Art der Annahme liegt vor, wenn eine Person alles entweder als perfekt oder als inakzeptabel beurteilt. Eine sozial ängstliche Person würde sich selbst entweder als perfekt betrachten oder mit den Konsequenzen der Ablehnung konfrontiert werden. Aus diesem Grund vermeiden viele Perfektionisten soziale Situationen, in denen sie für ihre "Fehler" beurteilt werden könnten.

Kapitel 12: Die Kunst der Akzeptanz

Wir haben bereits gelernt, dass der Kampf gegen Ihre ängstlichen Gefühle Ihre Angst stärker machen kann. Wenn wir aufhören, die ängstlichen Gefühle zu bekämpfen, nicht mehr auf ängstliche Gedanken und Emotionen zu reagieren, verliert die Angst ihren Wert und beginnt zu schrumpfen. Aber was ist, wenn wir die Angst akzeptieren? Mit dem Akzeptieren der Angst meine ich, dass wir nicht nur aufhören, die Angst zu bekämpfen, sondern dass wir die Erfahrung der ängstlichen Gedanken, Erinnerungen, Empfindungen und Gefühle so annehmen, wie sie sind, ohne sie zu bewerten. Die Lösung für die Angst ist paradox. Wenn Sie aufhören, die Angst zu bekämpfen, wird sie schrumpfen; wenn Sie die Angst akzeptieren, wird sie verschwinden.

Wir neigen dazu, die Welt durch die Brille unserer eigenen Urteile und vorgefassten Meinungen darüber zu sehen, was es ist und was sein sollte. Das gilt besonders für Menschen mit sozialen Ängsten, die von Selbstzweifeln und Was-wäre-wenn-Gedanken überwältigt sind. Um die Wahrnehmung über die Welt zu verändern, müssen wir uns erlauben, die Welt direkt und unbearbeitet zu erleben - so wie sie ist. Akzeptanz hat eine transformative Kraft, die nur dann funktioniert, wenn Sie lernen, die Angst so zu akzeptieren, wie sie ist, durch Erfahrung aus erster Hand. Bei der Akzeptanz geht es nicht darum, Ihre ängstlichen Gefühle zu mögen und es geht auch nicht darum, zu billigen, was Ihnen passiert oder nicht passiert ist. Es geht nicht darum, die Dinge aus einem anderen Blickwinkel zu sehen. Es geht darum, einen offenen, ehrlichen und mutigen Schritt zu tun, um die Dinge so anzuerkennen und zu erleben, wie sie sind. Es geht darum, sich selbst gegenüber mitfühlend und proaktiv zu sein.

Akzeptanz bedeutet nicht, aufzugeben. Indem wir Akzeptanz annehmen, schaffen wir Raum für Verbesserungen; wir gewinnen die Energie und Zeit zurück, die wir sonst damit verschwenden würden, etwas zu ändern, das nicht geändert werden kann oder muss.

Manchen von uns fällt es anfangs vielleicht schwer, sich den angstbedingten Gedanken, Bildern und Gefühlen bereitwillig zu stellen und weiterzugehen. Aber genau das sollten wir tun. Denken Sie daran: Akzeptanz ist viel einfacher als Ablehnung. Wenn Sie akzeptieren, dann kämpfen Sie nicht mehr mit Ihren Gedanken und Gefühlen.

Achtsamkeit und Angstbewältigung

Es ist wichtig zu wissen, dass Achtsamkeit nicht als Strategie zur Bewältigung oder Kontrolle Ihrer Ängste eingesetzt werden darf, obwohl die meisten Menschen unwissentlich versuchen, Achtsamkeit zur Kontrolle ihrer ängstlichen Gefühle einzusetzen. Zum Beispiel ist das achtsame Atmen entspannend, aber es ist nicht als Entspannungstechnik gedacht. Anfänger der

Achtsamkeit können versuchen, durch achtsames Atmen sofortige Erleichterung von Ängsten zu bekommen. Das ist aber nicht empfehlenswert. Achtsamkeit ist vielmehr eine Entschärfungsstrategie, die darauf abzielt, Menschen dabei zu helfen, ihre Erfahrungen so zu konfrontieren, wie sie sind, ohne all den anderen bewertenden Ballast einschließlich verbalen Regeln und Gründen, die normalerweise damit einhergehen. Das Ziel der Achtsamkeit ist nicht, dass Sie sich ruhig und entspannt fühlen, obwohl Ruhe und Entspannung als Nebenprodukt der Achtsamkeit auftreten. Während des Prozesses der Achtsamkeit können Sie auch belastende Gedanken, Gefühle und Erinnerungen erleben. Was auch immer Sie erleben, Sie sollen es voll und ganz erleben, ohne zu vermeiden und zu flüchten.

Der Zweck der Verwendung von Akzeptanz und Achtsamkeit als Methode zur Überwindung von Angst, ist es, Ihnen zu helfen, in Ihren eigenen Erfahrungen als voll funktionsfähiges menschliches Wesen aufzuwachen.

Achtsames Gehen

Angst beeinflusst unser Gleichgewicht. Unsere Gleichgewichtsverlagerung beim aufrechten Stehen verschlechtert sich, wenn wir uns ängstlich fühlen. Personen mit schweren sozialen Ängsten werden so besorgt darüber, wie sie gehen, dass sie manchmal das Gleichgewicht verlieren und stolpern, wenn sie an einer

Gruppe von Menschen vorbeigehen. Gangstörung ist bei sozialer Angst sehr häufig.

Gummibeine sind ebenfalls ein häufiges Symptom der sozialen Angst. Ihre Beine fühlen sich dabei so schwach an, dass Sie sich nicht in der Lage fühlen, zu gehen oder zu stehen. Sie können auch das Gefühl haben, dass Ihre Beine oder Knie zu steif sind und dass sie sich nicht so bewegen lassen, wie Sie es gerne hätten. Wenn Sie Angst haben, das Gleichgewicht zu verlieren oder Symptome einer Gehstörung haben, ist die folgende Übung für Sie geeignet. Wenn Sie diese Arten von Symptomen nicht erleben, ist diese Übung trotzdem hilfreich für Sie. Da achtsames Gehen Sie tief mit Ihrem Körper verbindet, hilft es Ihnen, das Gleichgewicht wiederherzustellen. Während soziale Ängste Sie unbeweglich machen, wirkt achtsames Gehen dieser Tendenz entgegen und kanalisiert Ihre Angst und nervöse Energie in körperliche Aktivität.

Es wird empfohlen, diese Übung in einer ruhigen Umgebung durchzuführen. Sie können zum Beispiel in Erwägung ziehen, sie in Ihrem Garten durchzuführen. Wählen Sie zumindest einen Ort mit geringer visueller Ablenkung. Vermeiden Sie überfüllte Plätze oder den Straßenverkehr.

Bevor Sie mit dieser Übung beginnen, atmen Sie ein paar Mal tief durch, um den Geist zu beruhigen. Stehen Sie in einer entspannten Haltung, wobei Ihre Füße gleichmäßig das Gewicht Ihres Körpers tragen.

- Stehen Sie entspannt und richten Sie Ihre Aufmerksamkeit auf den Atem.
- Beginnen Sie mit dem Gehen und heben Sie die Ferse eines Fußes (beispielsweise des linken Fußes) an.
- Die Zehen des linken Fußes sind nun in Kontakt mit dem Boden. Sie werden sich des Kontakts und des Gefühls, das durch den Kontakt mit der Erde entsteht, bewusst. Sie bemerken auch, dass, wenn sich der Kontakt ändert, sich auch das Gefühl ändert.
- Heben Sie nun den linken Fuß vom Boden ab.
- Bewegen Sie den linken Fuß vorwärts. Dabei stellen Sie fest, dass das Gefühl des Stehens verblasst ist, sobald Sie den Fuß vom Boden abheben. Ebenso ist das Gefühl, den Fuß anzuheben nicht mehr da, wenn Sie die linke Ferse auf den Boden setzen. Wenn der linke Fuß vom Boden abgehoben ist, balancieren Sie Ihren Körper auf dem rechten Fuß. Während Sie den Fuß bewegen, erleben Sie subtile Gedanken wie „Das ist der Fuß; das ist die Bewegung; das ist die Vorwärtsbewegung; das ist die Veränderung“. Diese Gedanken erscheinen, verweilen kurz und vergehen dann wieder. Während der Bewegungen und in jeder Phase des Gehens erleben Sie ein neues Gefühl.
- Nun stoppen Sie die Vorwärtsbewegung des linken Fußes.
- Senken Sie den linken Fuß nun ab.
- Stellen Sie den linken Fuß auf den Boden.
- Drücken Sie den linken Fuß auf den Boden.

- Der gleiche Zyklus von Bewegungen, Gefühlen und Gedanken tritt auf, wenn Sie den rechten Fuß bewegen.

Atmen Sie normal, spüren Sie die Bewegungen Ihrer Beingelenke, während Sie langsam und achtsam gehen. Spüren Sie, wie sich Ihre Wadenmuskeln und Sehnen bei jeder Bewegung dehnen und zusammenziehen. Spüren Sie den Rhythmus von Kopf bis Fuß.

Spüren Sie die Schwerkraft und bleiben Sie im gegenwärtigen Moment. Fühlen Sie sich beim Gehen entspannt und akzeptieren Sie das gegenwärtige Gefühl. Bleiben Sie im Rhythmus und gehen Sie weiter. Die Gehmeditation ist jedoch kein Ersatz für die Übung der Achtsamkeitsmeditation. Sie können diese Übung dennoch täglich für zehn Minuten durchführen.

Kapitel 13: Anwendung der kognitiven Verhaltenstherapie

Nur wenige Menschen sind sich ihrer Denkmuster aktiv bewusst, obwohl sie sich jeden Tag mit diesen Mustern beschäftigen. Dieser Mangel an Selbsterkenntnis kann zu vielen Problemen führen. Gedanken steuern Ihre Emotionen und Ihre Handlungen, so dass ständige negative Gedanken, die durch ungesunde Denkmuster verursacht werden, Ihr Leben stark beeinträchtigen können. Mit Hilfe der kognitiven Verhaltenstherapie werden Sie sich Ihres Denkens bewusst und arbeiten aktiv daran, es zu korrigieren.

In einer Therapie wird ein Therapeut Sie über Ihre Probleme sprechen lassen. Während Sie sprechen, enthüllen Sie unbewusst Gedanken, die hinter Ihren Problemen liegen. Wenn Sie sich zum Beispiel einsam fühlen, können Sie in der Therapie den anhaltenden Glauben offenbaren, dass Sie nicht liebenswert sind. Ihr Therapeut ist darin geschult, die Irrtümer in Ihrer Logik aufzuzeigen.

Das Schöne an der kognitiven Verhaltenstherapie ist, dass Sie einem Therapeuten nicht Hunderte von Euro pro Stunde zahlen müssen, um herauszufinden, was Ihre wahren Gedanken sind und wie falsch diese Gedanken sind. Er kann diese Gedanken aufdecken und die Irrtümer in Ihrer eigenen Logik ansprechen. Mit Hilfe eines Tagebuchs oder eines Selbstgesprächs können Sie Situationen durchgehen, die die Gedanken offenbaren, die hinter Ihren Gefühlen liegen und dabei aufdecken, zu welcher Gruppe negativer Gedankenmuster Ihre Gedanken gehören. Sobald Sie erkennen, dass die Art und Weise, wie Sie denken, einfach unwahr ist, können Sie daran arbeiten, Ihre Gedanken durch gesündere zu ersetzen.

Zu jedem negativen Gedanken gibt es immer eine bessere Alternative. Dieses Buch soll Ihnen helfen, Ihre schlechten Gedanken zu identifizieren, sie durch gesunde Gedanken zu ersetzen und so Ihr Leben glücklicher gestalten zu können.

Indem Sie Ihre negativen Denkmuster in gesündere umwandeln, werden Sie sich also allmählich ein insgesamt gesundes Denken angewöhnen. Sie werden ein positiverer Mensch und Ihre Lebenszufriedenheit wird zunehmen. Dies kann mentale Probleme wie Depressionen und Ängste beseitigen. Es kann Ihnen auch helfen, die Kontrolle über Ihr Leben zu übernehmen und so zu leben, wie Sie es wirklich wollen. Wenn Sie beginnen, Ihre Denkweise zu ändern, werden Sie feststellen, dass Sie sich als Person insgesamt verändern.

Wie funktioniert das?

Die kognitive Verhaltenstherapie arbeitet mit der Veränderung Ihrer Denkmuster, in der Hoffnung, Ihre

Stimmung und Ihr gesamtes Lebensgefühl zu verbessern. Obwohl die kognitive Verhaltenstherapie auf einer Theorie basiert, haben ihre Anwendungen im realen Leben eine hohe Erfolgsrate gezeigt. Aus diesem Grund ist die kognitive Verhaltenstherapie ein sehr beliebter therapeutischer Ansatz, den viele Kunden und Psychologen mit ihren Patienten anwenden.

Die Theorie hinter der kognitiven Verhaltenstherapie besagt, dass Ihre Gedanken Ihre Gefühle stark beeinflussen. Was Sie denken, hat einen dramatischen Einfluss auf Ihre Gefühle, selbst ein einziger Gedanke kann einen heftigen Gefühlsausbruch in Ihnen auslösen. Da man annimmt, dass der Mensch ca. 70.000 Gedanken pro Tag denkt, bedeutet das, dass Sie im Laufe des Tages ca. 70.000 Gefühlsausbrüche erleben könnten. Es wird angenommen, dass negative Gedanken zu negativen Emotionen, wie Traurigkeit und Wut, führen. Wenn Sie häufig negative Gedanken denken, fühlen Sie im Laufe eines Tages fast ständig Ausbrüche negativer Emotionen. Wenn Sie mehr negative Emotionen als positive Emotionen empfinden, dann wird Ihre Stimmung offensichtlich insgesamt schlechter sein.

Die kognitive Verhaltenstherapie geht davon aus, dass Sie sich wiederholt schlechten Gefühlen aufgrund negativer Gedanken aussetzen, was zu einem emotionalen Leiden führt. Wenn Sie sich in einem Zustand ständigen emotionalen Leidens befinden, kann Ihr Leben voller Probleme werden. Sie können auch weitere psychische Krankheiten wie Depressionen entwickeln, weil Ihre ständige schlechte Stimmung die Hormone in Ihrem Gehirn beeinflusst. Das Leben ist für Menschen mit psychischen Erkrankungen sehr schwierig, weil psychische Erkrankungen zu schlechtem Urteilsvermögen und körperlichen Symptomen, wie zum Beispiel Energiemangel, führen. Sie sind möglicherweise nicht in der Lage, ein erfülltes Leben zu führen, wenn Ihre bedrückte Stimmung und Ihre negativen Gedanken ständig Ihren Lebenswillen und Ihre Fähigkeit zu funktionieren unterdrücken.

Sie müssen jedoch nicht unter Ihren Gedanken leiden. Es mag sich nicht so anfühlen, aber Ihr Denken steht Ihnen vollumfänglich zur Verfügung. Sie haben die Kontrolle über Ihre Gedanken. Wenn Ihre Gedanken wild zu laufen scheinen, liegt das einfach daran, dass Sie noch nicht die Kraft entwickelt haben, um Ihre Gedanken zu kontrollieren.

In diesem Sinne kann Ihnen die kognitive Verhaltenstherapie wirklich helfen. Bei diesem Therapieansatz lernen Sie, wie Sie die Kontrolle über Ihre Gedanken übernehmen können. Mit dieser Kontrolle können Sie Ihre Gedanken positiver gestalten und die negativen Gedanken, die Sie herunterziehen, zurückweisen. Sie können beginnen, Ihre emotionalen Wunden zu heilen und sich von Ihren psychischen Problemen zu erholen. Stellen Sie sich vor, wie gut Sie sich fühlen könnten, wenn Sie den ganzen Tag über 70.000 Ausbrüche positiver Emotionen statt negativer Emotionen erleben. Stellen Sie sich vor, wie großartig das Leben sein wird.

Die kognitive Verhaltenstherapie ist zielorientiert. Sie werden ermutigt, Probleme in Ihrem Leben zu erkennen und dann Lösungen zu finden, anstatt herumzusitzen und sich unglücklich zu fühlen. Die kognitive Verhaltenstherapie gibt Ihnen also die Macht, Ihre Gedanken zu ändern und Ihre Probleme zu lösen, indem Sie einfach Ihr Denken anpassen.

Wie können Sie eine kognitive Verhaltenstherapie an sich selbst durchführen?

Sie brauchen keinen teuren Therapeuten, um von den Vorteilen der kognitiven Verhaltenstherapie zu profitieren. Der praktische Aspekt der kognitiven Verhaltenstherapie macht es einfach, sie bei sich selbst anzuwenden. Wenn Sie die kognitive Verhaltenstherapie an sich selbst anwenden, können Sie die Kontrolle über Ihre Gedanken und damit über Ihr Leben übernehmen.

Die kognitive Verhaltenstherapie erfordert Hingabe und Anstrengung. Betrachten Sie die kognitive Verhaltenstherapie wie das Erlernen einer neuen Gewohnheit. Es ist wie ein Trainingsprogramm, bei dem Sie Ihre geistigen Muskeln trainieren und stärken.

Sie müssen daran arbeiten, Ihre Gedanken und die Situationen in Ihrem Leben zu identifizieren. Sie müssen sich selbst gegenüber vollständig offen sein. Auch wenn es Gedanken gibt, die Sie sich nicht eingestehen wollen, müssen Sie ehrlich zu sich selbst sein, um diese Gedanken ansprechen zu können. Sie müssen alle negativen Gedanken erkennen, die Sie in Ihrem Kopf haben.

Arbeitsblätter oder ein Tagebuch/Notizbuch sind für diese Therapie sehr hilfreich. In vielen Kursen zur Wutbewältigung werden einfache Arbeitsblätter verwendet, auf denen die Betroffenen Situationen aufschreiben, die sie wütend machen, was sie dabei denken und fühlen und wie sie die Situation anders hätten handhaben können. Im Grunde genommen werden Sie genau diese Informationen in Ihrem Tagebuch oder auf einem Arbeitsblatt der kognitiven Verhaltenstherapie notieren.

Achten Sie darauf, dass Sie die folgenden Punkte treffen:

- Was ist überhaupt passiert?
- Was haben Sie in der Situation gefühlt?
- Wie hoch ist Ihr Leidensdruck? (Bewerten Sie es von 1, für Ruhe, bis 10, für Panik und Verzweiflung)
- Wie können Sie anders darüber denken?
- Wie können Sie mit dieser Situation auf eine Weise umgehen, die hilfreich ist?
- Wie fühlen Sie sich jetzt?
- Wie hoch ist Ihr Leidensdruck jetzt? (Bewerten Sie es anhand der gleichen Skala wie oben).

Wenn Sie Ihr Tagebuch ausfüllen, beschreiben Sie zunächst eine Situation, ohne Ihre Gedanken oder

Gefühle aufzuschreiben. Halten Sie sich nur an die grundlegenden Fakten. Befreien Sie sich als nächstes aus der Falle, indem Sie ein alternatives Gedankenmuster identifizieren, das in Wirklichkeit positiver ist. Im letzten Teil Ihres Eintrags machen Sie eine Art Brainstorming über Lösungen für die Situation.

Sie können diese Analyse auch für Gedanken verwenden, die Ihnen eher Kummer bereiten als tatsächliche Lebenssituationen. Diese Gedanken sind vielleicht keine Reaktion auf eine bestimmte Situation, die im Laufe Ihres Tages passiert ist. Vielmehr könnten es Gedanken sein, die Sie ständig stören oder die scheinbar aus dem Nichts auf Sie zukommen. Keine Gedanken kommen tatsächlich aus dem Nichts, aber wenn es so scheint, dann müssen Sie die Gedanken analysieren, um ihre Quelle zu finden.

Diese Gedanken können alles Mögliche sein, obwohl normalerweise die störendsten Gedanken über Sie selbst als Person oder über Ihr Leben im Allgemeinen sind. Das können Sorgen und Befürchtungen sein. Wenn Sie über diese Gedanken schreiben, behandeln Sie jeden Gedanken als ein Ereignis. Beginnen Sie dann damit, zu bewerten, in welche Denkfalle dieser Gedanke Sie hineinzieht. Finden Sie eine bessere Alternative dazu. Schreiben Sie neue Gedanken auf, an die Sie denken können, wenn dieser verletzende Gedanke Sie wieder stört. Schließlich sollten Sie versuchen herauszufinden, warum dieser Gedanke bei Ihnen auftaucht. Gab es eine Situation, die passiert ist, kurz bevor der Gedanke in Ihrem Kopf auftauchte? Haben Sie irgendeinen Reiz gesehen, der eine Assoziation ausgelöst hat?

Dieser einfache Prozess des Aufschreibens von Situationen und Gedanken ist sehr nützlich, weil er Ihnen ein Verständnis für Ihre Gedankenprozesse vermittelt. Wenn Sie alle Ihre schlechten Gedanken analysieren, erhalten Sie ein gründliches Verständnis Ihres Lebens und Ihrer mentalen Prozesse. Wenn Sie sich Ihrer Probleme bewusst werden, sind Sie in der Lage, Lösungen für sie zu finden.

Ihre Praxis der kognitiven Verhaltenstherapie tut noch etwas anderes Wichtiges: Sie schafft eine gute Gewohnheit. Wenn Sie mehr positive Alternativen zu Ihren Gedanken aufschreiben, beginnen Sie, darüber nachzudenken. Je mehr Sie positiv und hilfreich denken, desto mehr lernt Ihr Verstand, dieser Denkweise in Zukunft zu folgen. Durch diesen einfachen Prozess können Sie Ihren Geist transformieren.

Schließlich ermöglicht Ihnen das Aufschreiben Ihrer Gedanken, vernünftige Lösungen zu finden. Die kognitive Verhaltenstherapie ist darauf ausgerichtet, Probleme zu lösen, anstatt unter ihnen zu leiden. Oft gibt es vernünftige Lösungen, aber Sie denken nicht daran, weil Sie sich mehr darauf konzentrieren, wie sehr die Situation schmerzt. Durch diese neue Herangehensweise an Situationen sind Sie in der Lage, Ihre Gedanken und Gefühle wie einfache Fakten erscheinen zu lassen. Wenn das Geplapper in Ihrem Gehirn zur Ruhe kommt, können Sie Ihre Energie darauf konzentrieren, wie Sie Ihre Probleme auf realistische und hilfreiche Weise lösen können.

Kapitel 14: Tipps zur Überwindung von Schüchternheit

Schüchternheit kann als Hemmung, Unbehagen oder Unbeholfenheit in Gegenwart anderer definiert werden kann. Wenn wir schüchtern sind, neigen wir zum Beispiel dazu, in einer Gesprächsgruppe entweder gar nicht oder aber sehr leise zu sprechen. Wir murmeln leise Antworten vor uns hin und versäumen es, wirklich mit anderen zu interagieren. Außerdem verbringen schüchterne Menschen ihre Zeit lieber allein und reden gerne mit sich selbst oder in ihren Gedanken mit anderen.

Schwere Schüchternheit kann zu sozialer Angst führen. Die Grenzen sind fließend und es kann manchmal schwierig sein, die Symptome einer psychischen Erkrankung von Verhaltensweisen oder Emotionen zu unterscheiden, die einfach typisch für die Persönlichkeit einer Person sind. Menschen, die noch keine Erfahrungen mit einer Angsterkrankung gemacht haben, fragen sich vielleicht, was der Unterschied zwischen Schüchternheit und sozialer Angst ist.

In erster Linie ist Schüchternheit ein Persönlichkeitsmerkmal. Schüchterne Menschen mögen es nicht, im Rampenlicht zu stehen oder im Mittelpunkt eines Gesprächs zu sein, aber soziale Situationen bereiten ihnen keinen erheblichen und andauernden Kummer und können überwunden werden. Es ist überhaupt nicht ungewöhnlich und die meisten von uns werden sich in bestimmten Situationen schüchtern fühlen. Wenn Sie eine Party oder eine Veranstaltung betreten, auf der Sie niemanden kennen, wenn Sie einen neuen Job beginnen oder wenn Ihnen das ganze Büro ein Geburtstagsständchen singt.

Etwa jeder zehnte Mensch ist von Schüchternheit betroffen. Wenn Sie sich also in Ihren eigenen Gedanken gefangen fühlen und sich wünschen, Sie könnten sich in sozialen Situationen wohler fühlen, finden Sie in diesem Kapitel zehn einfache Tipps, wie Sie Schüchternheit überwinden können.

Tipp 1: Bauen Sie Ihr Selbstwertgefühl auf

Unser Selbstwertgefühl wirkt sich auf viele Aspekte unseres Lebens aus, zum Beispiel darauf, wie wir über uns selbst denken und wie wir soziale Situationen interpretieren. Wenn wir uns schüchtern fühlen, machen wir uns Sorgen darüber, dass wir Fehler machen könnten und darüber, was andere über uns denken könnten. Darüber hinaus können ein geringes Selbstwertgefühl und Schüchternheit zu Angstzuständen, Depressionen und Einsamkeit führen. Auf der anderen Seite bedeutet ein hohes Selbstwertgefühl, dass Sie in der Lage sind, sich selbst positiv zu sehen, unabhängig von Fehlern oder Unzulänglichkeiten. Wenn Sie sich auf den Aufbau Ihres Selbstwertgefühls konzentrieren, werden Sie sich im Umgang mit anderen selbstbewusster fühlen und glauben, dass Sie nützliche Informationen mit ihnen teilen können.

Tipp 2: Seien Sie achtsam

Wenn Sie sich in einer sozialen Situation befinden, konzentrieren Sie sich bewusst darauf, präsent zu sein. Dies wird Ihnen helfen, die negativen Gedanken in Ihrem Kopf zu stoppen. Achten Sie auf positive Dinge um Sie herum, wie zum Beispiel eine schöne Umgebung oder interessante Menschen. Nutzen Sie außerdem Ihre Sinne, um im gegenwärtigen Moment zu bleiben. Werden Sie sich bewusst, was Sie in diesem Moment hören, sehen, riechen oder schmecken. Wenn Sie spüren, dass Ihre Angst aufsteigt, atmen Sie tief ein. Atmen Sie einige Male bis 3 ein und aus, um sich ruhiger zu fühlen. Wenn um Sie herum zu viel los ist, entschuldigen Sie sich und gehen Sie einfach an die frische Luft und atmen Sie durch.

Tipp 3: Konzentrieren Sie sich auf Ihre Stärken

Worin sind Sie gut? Was sind Ihre Interessen? Beteiligen Sie sich an Gesprächsthemen, die Sie interessant finden. Dadurch wird es einfacher, mit anderen in Kontakt zu treten und Ihre Meinung zu teilen. Jeder Mensch hat Bereiche mit Stärken und Schwächen. Wenn Sie sich jedoch auf Ihre Stärken konzentrieren, fühlen Sie sich selbstbewusster. Es ist einfacher, über ein Thema zu sprechen, das Sie interessiert.

Tipp 4: Achten Sie auf Ihr Äußeres
Ein bisschen Selbstfürsorge kann viel bewirken. Schüchterne Menschen neigen dazu, viel Zeit mit sich selbst zu verbringen und vergessen dabei vielleicht, sich selbst zu pflegen. Betreiben Sie Körperpflege und kleiden Sie sich selbstbewusst. Im Großen und Ganzen sollten Sie sich in Ihren Klamotten immer wohl fühlen, dennoch sollte Ihr Kleidungsstil auch stets gepflegt sein, damit Ihre Mitmenschen schon von sich aus Interesse an Ihnen zeigen.

Tipp 5: Nehmen Sie den Druck ab
Anstatt zu denken, dass sich alle nur auf Sie konzentrieren, sollten Sie bedenken, dass sich die meisten Menschen nur auf sich selbst konzentrieren. Eine gute Möglichkeit, sich selbst zu motivieren, um Schüchternheit zu überwinden, ist, sich an den Zweck dieser sozialen Situation zu erinnern. Unabhängig davon, warum Sie an dieser unangenehmen sozialen Situation teilnehmen, wird es Ihnen helfen, zu handeln und teilzunehmen, wenn Sie sich vor Augen halten, warum Sie es eigentlich tun und was Ihre Absicht ist.

Tipp 6: Gehen Sie von den besten Absichten aus
Manchmal, wenn wir an sozialen Situationen teilnehmen, fühlen wir uns wenig selbstbewusst und glauben, dass uns jeder bloß auf unsere Fehler hinweisen will. Wir stellen uns vor, dass die Leute uns für jedes Wort und jede Handlung verurteilen. Das Schlimmste daran ist, dass wir, wenn wir uns unbeholfen, angespannt und nervös fühlen, vielleicht mehr seltsame Dinge sagen oder tun, als wenn wir uns

ruhig und entspannt fühlen. In unserem Kopf glauben wir, dass andere das gleiche Verhaltensmuster haben wie die Menschen, die uns aufgezogen haben. Wenn also unsere Eltern sehr kritisch waren, nehmen wir an, dass jeder um uns herum auch sehr kritisch ist. Es ist also leichter, Ihre Schüchternheit zu überwinden, wenn Sie glauben, dass andere Menschen stets ihr Bestes geben und nicht grundsätzlich kritisch auf uns blicken.

Tipp 7: Üben Sie Ihre Fähigkeiten
Wenn Sie entschlossen sind, Ihre Schüchternheit zu überwinden, nutzen Sie jede Gelegenheit, um mit anderen zu sprechen. Sprechen Sie mit Ihren Nachbarn, Arbeitskollegen und Familienmitgliedern. Stellen Sie Fragen oder teilen Sie selbst Informationen mit. Urteilen Sie nicht über sich selbst, wenn Sie dumme oder irrelevante Bemerkungen machen. Wenn Sie jedes Mal, wenn Sie reden, zu streng mit sich selbst sind, werden Sie es gar nicht erst versuchen. Betrachten Sie das Gespräch mit anderen als eine Lernerfahrung.

Tipp 8: Ermutigen Sie sich selbst
Welche Gedanken würden Sie ermutigen, wenn Sie sich in einer sozialen Situation befinden? Hier sind einige Affirmationen, die Sie in eine positive Stimmung versetzen:

- Ich habe interessante Informationen zu teilen.
- Das wird eine spannende Erfahrung werden.
- Ich schätze andere und sie schätzen mich.
- Andere sind neugierig auf das, was ich zu sagen habe.

- Ich bin wichtig und andere kümmern sich um mich.
- Ich bin ein Teil der Gruppe.

Auch wenn Sie sich fragen, wie Sie Ihre Schüchternheit überwinden können, werden Sie sich durch positive Gedanken über sich selbst und andere motiviert fühlen, an sozialen Situationen teilzunehmen.

Tipp 9: Stellen Sie Fragen
Wenn Sie Angst vor peinlicher Stille haben oder Ihnen nichts einfällt, worüber Sie sprechen könnten, sollten Sie in Erwägung ziehen, den anderen Fragen zu stellen. Es gibt zum Beispiel Momente, in denen alle schweigen und es scheint, als gäbe es nichts zu besprechen. Sie spüren vielleicht, wie der Stress in Ihnen aufsteigt, wenn Ihr Verstand leer wird und Sie nur noch daran denken können: „Was soll ich jetzt sagen?". Machen Sie sich keine Sorgen. Denken Sie daran, dass Sie immer Fragen stellen können. Achten Sie außerdem darauf, offene Fragen zu stellen, die nicht mit einem Ja oder Nein beantwortet werden können. Dies gibt der anderen Person die Möglichkeit, ihre Gedanken zu erweitern.

Probieren Sie einen dieser Tipps aus, um Ihre Schüchternheit zu überwinden. Je mehr Sie üben, desto sicherer werden Sie sich in Ihren sozialen Interaktionen fühlen.

SCHLUSSWORT

Mit den Strategien und Techniken, die in diesem Buch vermittelt werden, haben Sie nun die Möglichkeit, Ihre Angst zu besiegen. Es liegt jetzt nur noch an Ihnen, ob Sie sich entscheiden, das Gelernte zu nutzen. Unsere Zeit auf dieser Erde ist endlich und je länger Sie Ihrer Angst erlauben, Ihr Leben zu beherrschen, desto länger verpassen Sie die großartigen Zeiten, die Sie hätten haben können. Ich wünsche Ihnen viel Erfolg und ich hoffe, dass Sie von nun an Ihre Ängste in den Griff bekommen!

Haftungsausschluss

Die Umsetzung aller enthaltenen Informationen, Anleitungen und Strategien dieses Buches erfolgt auf eigenes Risiko. Für etwaige Schäden jeglicher Art kann der Autor aus keinem Rechtsgrund eine Haftung übernehmen. Für Schäden materieller oder ideeller Art, die durch die Nutzung oder Nichtnutzung der Informationen bzw. durch die Nutzung fehlerhafter und/oder unvollständiger Informationen verursacht wurden, sind Haftungsansprüche gegen den Autor grundsätzlich ausgeschlossen. Ausgeschlossen sind daher auch jegliche Rechts- und Schadensersatzansprüche. Dieses Werk wurde mit größter Sorgfalt nach bestem Wissen und Gewissen erarbeitet und niedergeschrieben. Für die Aktualität, Vollständigkeit und Qualität der Informationen übernimmt der Autor jedoch keinerlei Gewähr. Auch können Druckfehler und Falschinformationen nicht vollständig ausgeschlossen werden. Für fehlerhafte Angaben vom Autor kann keine juristische Verantwortung sowie Haftung in irgendeiner Form übernommen werden.

Urheberrecht

Impressum

1. Auflage

Hanna Lewinsky wird vertreten durch:

Joel Ludwig

Tegelbusch 23

26180 Rastede

lifewiss@gmail.com

Printed in Poland
by Amazon Fulfillment
Poland Sp. z o.o., Wrocław

34691774R00071